U0214456

"手"护健康

24节气
小儿推拿

吴大嵘　蔡坚雄◎主编

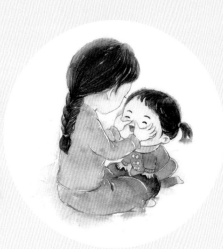

SPM 南方出版传媒

广东科技出版社 | 全国优秀出版社

·广州·

图书在版编目（CIP）数据

24节气小儿推拿/吴大嵘，蔡坚雄主编. —广州：
广东科技出版社，2019.9
ISBN 978-7-5359-7245-3

Ⅰ.①2… Ⅱ.①吴… ②蔡… Ⅲ.①小儿疾病—
推拿 Ⅳ.①R244.15

中国版本图书馆CIP数据核字（2019）第188789号

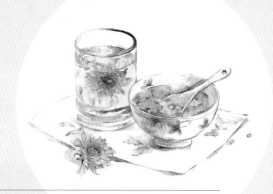

24节气小儿推拿
24 Jieqi Xiao'er Tuina

出 版 人：朱文清
责任编辑：黎青青　马霄行
责任校对：冯思婧
责任印制：彭海波
出版发行：广东科技出版社
　　　　　（广州市环市东路水荫路11号　邮政编码：510075）
销售热线：020-37592148 / 37607413
http://www.gdstp.com.cn
E-mail：gdkjzbb@gdstp.com.cn（编务室）
经　　销：广东新华发行集团股份有限公司
印　　刷：广州市彩源印刷有限公司
　　　　　（广州市黄埔区百合三路8号201栋　邮政编码：510700）
规　　格：787mm×1092mm　1/16　印张10.75　字数220千
版　　次：2019年9月第1版　2019年9月第1次印刷
定　　价：49.80元

如发现因印装质量问题影响阅读，请与广东科技出版社印制室联系调换
（电话：020-37607272）。

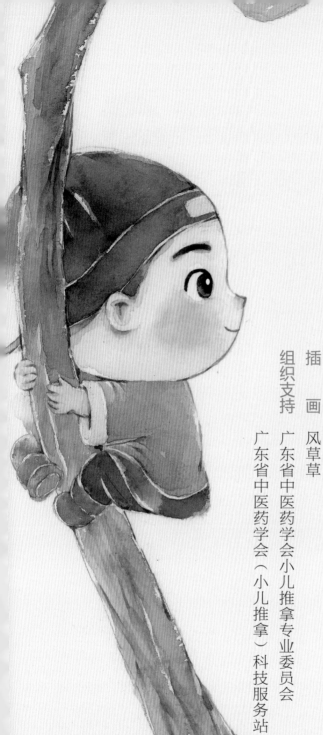

编委会

主　编　吴大嵘　蔡坚雄

副主编　尹翎嘉　路桃影　奎　瑜

编　委（以姓氏笔画为序）

尹翎嘉　吴大嵘　张慧燕　奎　瑜

梁舒婷　路桃影　蔡坚雄　蔡素卿

颜烨芳　戴　琳

顾　问　王立新

插　画　风草草

组织支持　广东省中医药学会小儿推拿专业委员会
　　　　　广东省中医药学会（小儿推拿）科技服务站

序 一

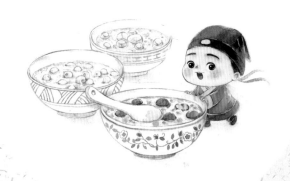

　　小儿推拿是以中医理论为指导，在特定穴位上运用熟练的手法预防和治疗小儿常见疾病的方法。明代医家龚居中在《幼科百效全书·序》中描述：小儿推拿"瞬息回春，一指可贤于十万师矣"。其效果显著，加上小儿推拿疗法不用吃药，不用打针，只须用手在孩子身上轻轻推摩，免除了打针吃药的烦恼，因此，近些年在民众中的需求日益增长，引起了较广泛的关注。

　　中医提倡"天人合一"，是指天与人的关系紧密相连，最直接的表现就是一年四季天气的变化会对人体产生很大的影响，而这四季细分下来就是二十四节气，在这二十四个节气中，每一次节气的更替或多或少都会对人体产生一些影响。孩子因为其"脏腑娇嫩，形气未充"的生理特点，抵抗力较弱，相对于成人而言更容易受节气更替的影响而产生身体变化。本书根据每个节气的特点为孩子们提供了节气保健的推拿处方，以便父母们可以在家做些简单操作，除此之外还有衣食住行的建议，能很好地帮助各位有需要的人士，"手"护孩子的健康。

此外，小儿推拿还是一个很好的增进亲子关系的途径。孩子的健康成长不仅仅是指生理上的健康无病或少病，心理健康、人格的健全也是同等重要的。然而现代社会的快节奏迫使很多父母忙于工作，没有时间好好陪伴孩子，听孩子们说说他们的心里话或是心中不愉快的事情。如果每天可以养成在一个固定的时间段给孩子做小儿推拿的习惯，你也许会惊喜地发现和孩子的交流容易了很多，孩子在你轻柔的推摩下可感受到更多的温暖与爱意，渐渐地也会愿意和你分享自己的小秘密，以及他每天看到的小小世界。

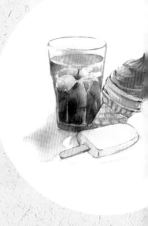

　　爱孩子更要懂得爱的方法，滴水尚可穿石，在每个节气中点滴积累小儿推拿相关保健知识与技术，相信在不久的将来，家长会从孩子逐渐健壮的体格、自信而有活力的精神面貌及日渐融洽的亲子关系中获得丰硕的回报。

国家级名老中医

世界中医药学会联合会小儿推拿专业委员会名誉会长

张素芳

序 二

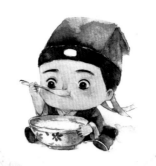

养儿一百岁，长忧九十九。子孙后代的健康始终是家庭大事。在孩子的健康成长过程中，注重保健和调养，强调防大于治，才能实现孩子健康状态的长治久安。

传统中医向来强调"三因制宜"和"天人相应"理论，从时间变化、空间地域及个体差异角度，去描述和解决人体健康状态问题。对于孩子而言，空间地域和个体差异这两个因素，相对不容易变化，而时间变化却是周而复始和不断循环的，蕴含着"春温、夏热、秋燥、冬寒"等自然规律。因此，在每年的合适时间，合理安排孩子的起居生活，按照"春生、夏长、秋收、冬藏"的养生原则做，就能更好地帮助孩子增强体质，适应自然环境变化，减少生病，茁壮成长，我想这才是身为父母的养育之道。

小儿推拿是中医学宝库中的瑰宝，长期以来，在维护和促进儿童健康上，发挥了积极的作用，将其发扬光大是我们的责任和使命。本书创新性地从二十四节气入手，告知家长相应节气的气候特点、儿童身体功能变化、饮食起居注意事项等内容，更为每个节气推荐保健穴位，配合清晰的穴位操作方法示范，手把手教会家长进行小儿推拿保健，相信能让家长有所收获，广大家庭也能从中获益，从而为孩子的健康保驾护航。值得一提的是书中的节气插画优美，画风平易近人，相信读者和孩子们会爱不释手，愿意慢慢品读。

父母之心，佑子女健康成长，这也是本书的撰写初衷，愿书香传有心人，愿天下子女安康！

世界中医药学会联合会小儿推拿专业委员会会长

王立新

前　言

　　儿童健康一直是家庭和社会关注的话题。中医是中华民族灿烂的文化瑰宝，是中华文化不可或缺的重要组成部分。数千年来，中医在儿童常见疾病预防与保健方面有不少行之有效的方法和技术，虽然其中一些已经得到了或多或少的使用，但仍有较多的好的技术或方法由于各种原因，并没有被正确、合理地推广和应用。究其原因，与缺乏有针对性、深入浅出、有亲和力的科普类书籍不无关系。

　　在保障安全性的基础上，将实用的中医适宜技术更广泛地普及，使之能惠及更多有需要的家庭，一直是我们在繁忙的临床与研究工作之余想做的事情。通过本书我们希望能搭建起一个桥梁，桥梁的这一头是中医儿童保健知识与方法，另一头是有需求的家长、治疗师及各类关爱儿

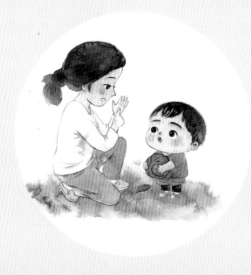

前言

童健康的人士。书中以节气为纽带，把针对节气特点的儿童日常保健知识，如饮、食、衣、眠等串在一起，图文并茂地展示出来，并给予相应的保健推拿建议。中医认为人体气机升降模式遵循"左升右降"的圆运动，这也和一年中节气变化的模式相吻合，推拿则是通过清、补、平、运等手法调节气机，使人适应节气的变化，实现机体的协调和平衡，从而可以少生病、不生病，达到预防保健的目的。本书的使用方法很简单，读者只需要在某个节气来临之时，打开相应的章节，就可以一目了然。

大量灵动而有感染力的插图是本书的一大特色，这些插画全部是原创的，水彩也是一点一点手工绘制上去的，前后花费了不少时间完成，这里要特别感谢插画师精湛的技艺和辛勤的付出。相信大家会和我们一样，通过翻看一幅幅生动的作品，在不自觉地发出会心微笑的同时感受到艺术家赋予每一幅作品的爱心、耐心，而这也是每一位父母在给孩子做保健推拿时所付出的。

古人说"用推即是用药""是药三分毒"。当我们把推拿的方法普及到家庭的时候，安全性是我们首先考虑的问题。因此，我们在"小儿推拿常识"部分，专门阐述了推拿的基本原则、禁忌证、推拿介质及注意事项等常识性的内容。希望每一位准备给自己的孩子做保健推拿的家长在操作之前细细品读这个章节。推拿用于儿童的时候，既可以有保健的作用，也可以起到治疗疾病的作用。我们不建议没有任何医学背景的家长在看过本书的保健推拿方法后用这些技术给孩子治病，换句话说，本书中推荐的所有推拿方法都是用于儿童保健和预防疾病的，并不建议没有专业背景的人士将其用于疾病的治疗。毕竟判断和治疗疾病是需要深厚的医学专业知识和丰富的临床经验的，既要避免由于孩子的一点点不适就给全家带来草木皆兵似的恐慌性的忙乱，更要避免面对孩子出现的医学状况，由于盲目的自信而耽误了及时必要的救治，从而带来不可挽回的损伤。

"少年强则国强"，婴幼儿、儿童时期的身心健康是少年时期身体素质的基础和保障。孩子的健康关乎着每一个家庭的安康和幸福，更关乎着一个民族、一个国家的兴衰荣辱。父母对孩子的爱可以有多种表达方式，通过双手在孩子身上做保健推拿而"手"护孩子的健康，是心到、眼到、手到的身心合一的亲子互动，久而久之，孩子必会感受到这其中的良苦用心而将其代代相传。小儿推拿上下千余年，历史源远流长，也正是通过各代医家的口传心授、著书立说而得以流传至今，希望这本小小的保健推拿图书能够将这份对生命的挚爱和热忱延续下去。

吴大嵘

2018年12月19日

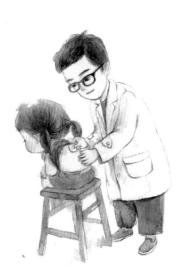

声 明

1. 本书中所有有关食物的建议，都是针对已经可以和成人一样正常饮食的孩子而言的，对于还处于哺乳阶段或添加辅食阶段的婴幼儿，除非特别指出，否则这些建议不适用。

2. 本书的操作方法和注意事项多是针对右手操作者说明的，如果操作者是左利手的话，也可以用左手操作。一般孩子上肢的穴位只需要在一只手（通常是左手）上操作就可以了。如果由于各种原因（如左手穴位处皮肤破损等）需要在孩子的右手上进行操作，则除了内八卦穴外，其他手部的穴位都可以在右手上操作。内八卦穴不建议在孩子右手上操作，主要是由于其顺逆方向和在左手上操作有较大区别。

3. 我们不建议没有任何医学背景的人士在看过本书的保健推拿方法后用这些技术去给孩子治病，换句话说，本书中推荐的所有推拿方法都是用于儿童保健和预防疾病的，并不建议没有专业背景的人士将其用于疾病的治疗。

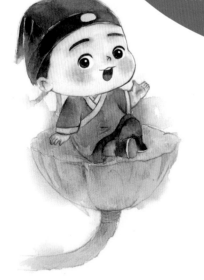

目录
Contents

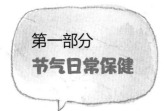

第一部分
节气日常保健

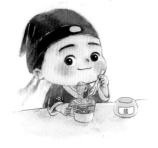

立春——请小心呵护孩子的萌发之力 /2

雨水——教你如何增强孩子抵抗力 /7

惊蛰——乍暖乍热小心感冒 /12

春分——让孩子在春天快高长大的秘诀 /16

清明——给孩子一个好心情 /20

谷雨——让孩子远离湿的困扰 /24

立夏——夏日初至，应防暑 /29

小满——如何放心地让孩子吃吃喝喝 /34

芒种——为孩子抵御暑湿做好准备 /38

夏至——消暑有妙招 /42

小暑——教你如何让宝宝安度小暑 /46

大暑——快来助孩子打败终极大暑天 /53

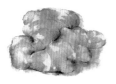

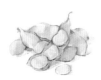

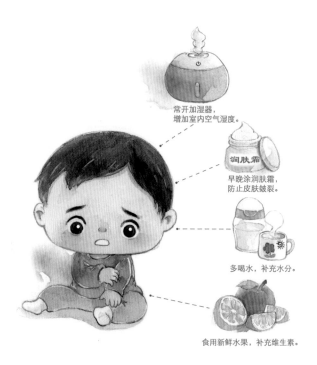

常开加湿器，
增加室内空气湿度。

早晚涂润肤霜，
防止皮肤皲裂。

多喝水，补充水分。

食用新鲜水果，补充维生素。

立秋——玩了一夏天，该帮孩子收收啦　/60

处暑——小心提防夏日余热，准备迎战秋燥　/65

白露——孩子素来易感，在白露要做好防寒防燥准备　/70

秋分——燥邪初至，别怕，我们有法宝　/75

寒露——如何与燥邪做顽强斗争　/80

霜降——燥渐退，凉渐浓，如何双管齐下防着凉　/84

立冬——开启冬日副本，该如何打好御寒基础　/89

小雪——小雪飘飘，提高孩子御寒能力　/93

大雪——大雪纷纷，孩子如何吃吃喝喝不生病　/99

冬至——放心让孩子在雪中玩耍的秘诀　/104

小寒——天冷了，想要给孩子补补身子，该咋办　/109

大寒——如何帮孩子安度冬日的尾巴　/114

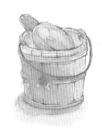

第二部分
小儿推拿常识

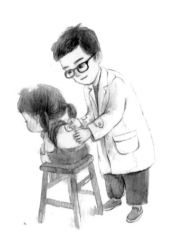

推拿须知 /122

注意事项 /124

第三部分
常见病防治

腺样体肥大 /131

过敏性鼻炎 /132

消化不良 /134

腹泻 /136

感冒 /128

咳嗽 /129

反复呼吸道感染 /130

湿疹/特应性皮炎 /137

夜啼 /138

附：常用小儿推拿手法 /139

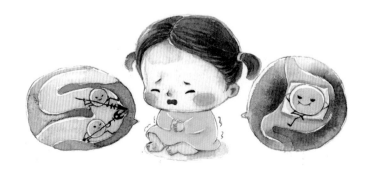

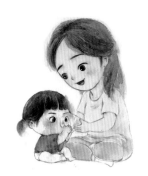

第四部分
妈妈们常问的那些事儿

孩子鼻塞、流鼻涕怎么办？　/154

孩子突然发烧怎么办？　/154

孩子很容易出大汗怎么办？　/155

孩子经常便秘怎么办？　/155

孩子吃完奶后常常会吐奶怎么办？　/156

孩子清晨起床后会咳嗽一阵子，其他时间都挺正常，怎么办？　/156

穴位索引　/157

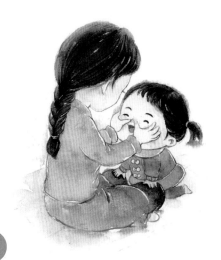

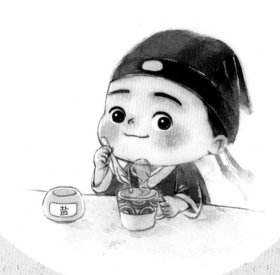

第一部分
节气日常保健

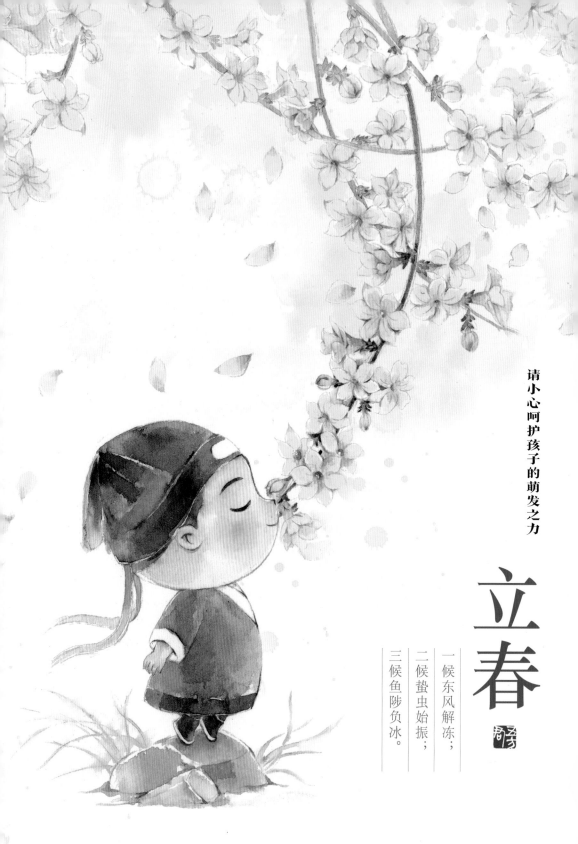

请小心呵护孩子的萌发之力

立春

一候东风解冻；
二候蛰虫始振；
三候鱼陟负冰。

（一）日常保健

立春时节，虽然依旧天寒地冻，一派严寒之象，可是四季的阴阳在此时刚好运作了一个轮回，在经历过冬天的寒冷后，天地间的阳气悄然而生，正所谓寒极生热，阴阳是会相互化生的，这也意味着，春来了！

虽说此时阳气始生，气温慢慢变暖，但是自古就有"春捂"一说，意思是初春，乍暖还寒之际，不宜气温稍有升高就立刻脱减衣物。尤其是孩子，对外界的适应性不够好，很容易受到温度变化的影响。初春早晚温差大，有时刚暖几天又降温，气温就如过山车般跌宕起伏，如果此时宝爸宝妈们没有给孩子做好"春捂"工作，就很容易导致孩子感冒生病。那么春天一直要捂到什么时候呢？一般而言，早晚温差小于8℃，且日间气温连续几日维持在15℃以上时就可以不用再"春捂"了。

中医有句话叫"寒从脚起"，所以"春捂"的一个重点部位就是下肢，特别是脚。另一个重点部位是头，因为中医讲春令主气是风，风邪善袭阳位，而人身最高的阳位就是头，也就是风邪最易侵犯的部位，所以应当重点保护。

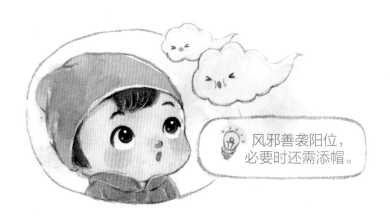

风邪善袭阳位，
必要时还需添帽。

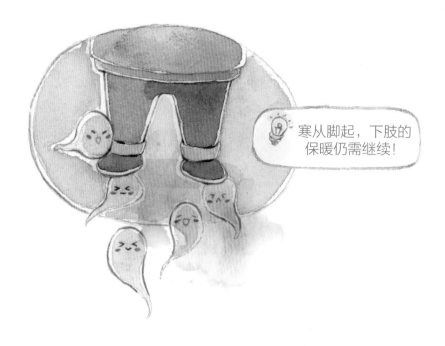

寒从脚起，下肢的保暖仍需继续！

　　立春有个习俗——咬春，北方吃春饼，南方吃春卷。春饼和春卷的实质没有太大区别，都是用面皮裹菜吃，不同的是春卷的面皮比春饼薄很多，且卷好食材后需入油锅炸至微黄。既是煎炸之品则注定是火性之物，家中有体质偏热性的孩子就要注意少食炸的春卷。可是时逢新春佳节，很多宝爸宝妈都不忍心限制孩子饮食，如果孩子因食用春卷等煎炸之物而出现咽部疼痛、口唇干燥等症状，我们可以通过喝淡盐水起到引火归元的作用。

宝宝出现咽部疼痛、口唇干燥等症状时，可喝淡盐水以引火归元。

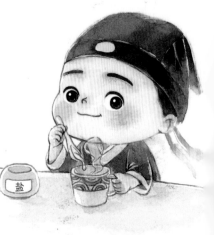

立春在中医的圆运动系统中对应的是东方甲胆木的生（升）发，之所以用了两个sheng是因为它们代表的含义是不一样的，这意味着，在这个节气，身体内收藏了一个秋冬的阳气随着甲胆的升起而慢慢苏醒生发，如同人夜间休息充分后第二天才能精力充沛一般。只有秋冬的阳气收藏得足够好，才能在春天生发得更透彻。在这个时期忌刻意遏制孩子的萌芽之势，不要打击孩子对外界事物的好奇心与探索的积极性，不要过多批评孩子，要呵护好孩子自然的萌发之力。

立春
节气保健推拿

（二）节气保健推拿

1.
揉涌泉

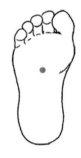

注：无顺逆方向的揉动，即在穴位处做左右或前后方向的按揉。

【推拿部位】足底第二、三趾缝纹头端与足跟连线的前1/3与后2/3交点上。

【操作方法】用拇指或者中指按在该穴做无顺逆方向的揉动。

【注意事项】孩子如果不配合，乱蹬脚，可以用一手手心轻轻握住孩子足跟部位，另一手进行操作，这个操作也可以等孩子入睡后再进行。操作频率：每分钟100～150次。

2.
顺揉脾俞

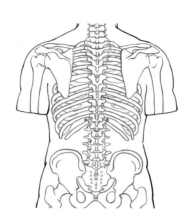

注：顺时针/逆时针：是指和钟表指针转动一致或相反的方向，具体操作时可想象将钟面放在孩子要操作部位的平面上（如手心上），手指的转动方向，与指针转动方向一致的操作即为顺时针，反之则为逆时针。

【推拿部位】在背部，第11胸椎棘突下旁开1.5寸，左右各一。

【操作方法】用双手拇指或单手的食、中二指分别置于脊柱两侧的穴位上做顺时针的揉动。

【注意事项】肩胛下角平对第7胸椎棘突下，再往下数4个凹陷就是第11胸椎棘突下，肩胛内侧缘至后正中线的距离为3寸，3寸的一半就是1.5寸。注意两侧都是顺时针方向揉，而不是一侧顺时针一侧逆时针。操作频率：每分钟100～120次。

3.
顺揉胆俞

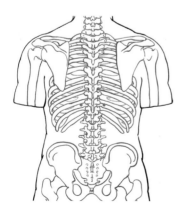

【推拿部位】在背部，第10胸椎棘突下旁开1.5寸，左右各一。

【操作方法】用两个手指分别置于脊柱两侧穴位上，进行顺时针按揉。

【注意事项】肩胛下角平对第7胸椎棘突下，再往下数3个凹陷就是第10胸椎棘突下，肩胛内侧缘至后正中线的距离为3寸，3寸的一半就是1.5寸。注意两侧都是顺时针方向揉，而不是一侧顺时针一侧逆时针。操作频率：每分钟100～120次。

雨水

教你如何增强孩子抵抗力

一候獭祭鱼；
二候鸿雁来；
三候雉草木萌动。

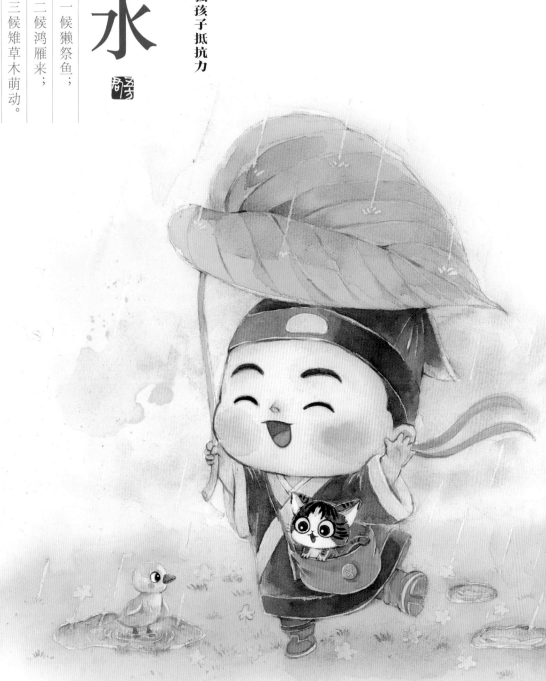

（一）日常保健

在雨水节气到来之时，雪花纷飞、冷气浸骨的天气渐渐消失了，此时气温开始回升，天气逐渐转暖，冬天储存在地下水中的能量开始上升，对应于人体，就是阳气开始浮动，肝气开始生发。

一方面，这种生发可能会导致一些人中焦空虚，尤其是小儿，多会表现出体虚的病证。另一方面，在雨水节气，若雨水过多，湿气过盛，身体会有沉重感，还会出现食欲不振、消化不良、腹泻等症状。因此，这一时期，要注重对脾胃的养护。人体五脏六腑，唯脾"喜燥恶湿"，最易为水湿所困。况且脾胃是人体"后天之本""气血生化之源"，脾胃的强弱是决定人健康与否的重要因素。正如明代医学家张景岳所说："土气为万物之源，胃气为养生之主。胃强则强，胃弱

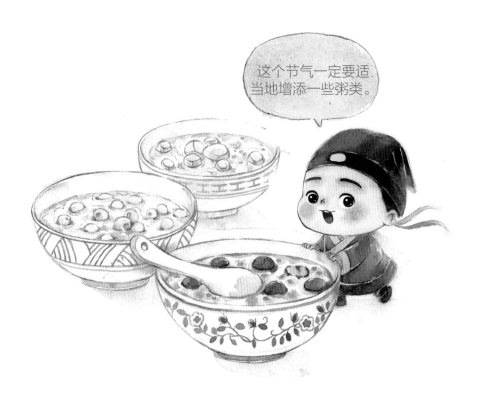

这个节气一定要适当地增添一些粥类。

则弱，有胃（气）则生，无胃（气）则死，是以养生家必当以脾胃为先。"所以，雨水时节当以调养中焦脾胃为主。

由于此时已经到了春天，万物生发，人也不例外，小儿身体里的每一个细胞都像是干旱了一个冬天的土地一样，终于迎接到雨水的来临，这时要特别注意给孩子补充好营养，让孩子有充足的能量来供应迅速生长的身体。宝妈们可千万别错过这个机会。

饮食是最常用的调养方法，这个节气要适当地增添一些粥类。此时肝旺而脾胃虚弱，粥是易消化的食物，配合一些药材熬制而成的药粥，对脾胃有更好的滋补作用，如莲子粥、山药粥、红枣粥等就是很好的补脾粥膳。此外，由于春季气候转暖，然而又风多物燥，常会出现皮肤、口舌干燥及嘴唇干裂等症状，因此，还宜多吃新鲜蔬菜、水果，以补充人体水分。由于春季为万物生发之始，阳气发越之季，因此应少食油腻之物，以免助阳外泄，或者造成肝木生发太过，克伤脾土。

除了饮食，家长还可以配合艾灸给孩子进行调理。艾灸的穴位可选腿部的双侧足三里。足三里是保健脾胃的第一要穴，具有调理脾胃、补中益气、扶正祛邪的作用。家长可以通过艾灸足三里来增强孩子机体的免疫力与抗病能力。

雨水仍然是早春节气，尤其是北方，仍较为寒冷，应让肝气和缓地上升，不宜进行过于激烈的运动，避免人体因中气消耗太过而失去对肝气的控制，导致肝气疏泄太过而出现发热、上火、情绪亢奋等症状。这个时候最适合的运动莫过于放风筝了，家长陪孩子多放放风筝，既可以放松精神、愉悦心情，又可以对脾胃起到非常好的调节作用。

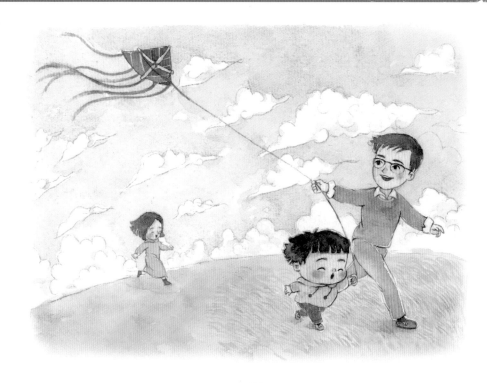

（二）节气保健推拿

雨水
节气保健推拿

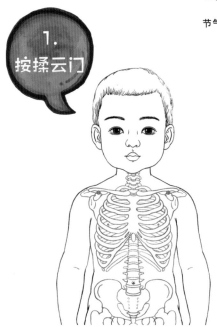

1.
按揉云门

【推拿部位】胸前壁外上方，锁骨下窝凹陷中，肩胛骨喙突内缘，前正中线旁开6寸。

【操作方法】双手拇指指腹置于穴位上做无顺逆方向的按揉。

【注意事项】操作时可以隔着衣物，如需暴露胸部以便取穴，则要注意孩子胸腹部的保暖。操作频率：每分钟100～150次。

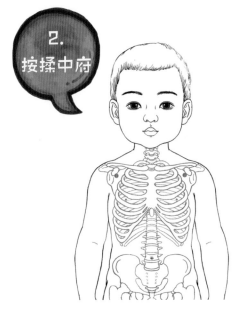

2. 按揉中府

【推拿部位】胸前壁外上方，前正中线旁开6寸，平第1肋间隙处。

【操作方法】同"云门"的操作，双手拇指指腹置于穴位上做无顺逆方向的按揉。

【注意事项】操作时可以隔着衣物，如需暴露胸部以便取穴，则要注意孩子保暖。操作频率：每分钟100~150次。

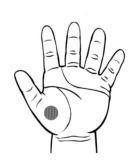

3. 揉板门

【推拿部位】在手掌面，大鱼际肌的顶面。

【操作方法】用左手固定住孩子的左手，露出大鱼际肌，右手拇指置于板门处做无顺逆方向的揉动。

【注意事项】定位要准：板门穴位于大鱼际的最高面。按揉力度要适中。操作频率：每分钟100~150次。

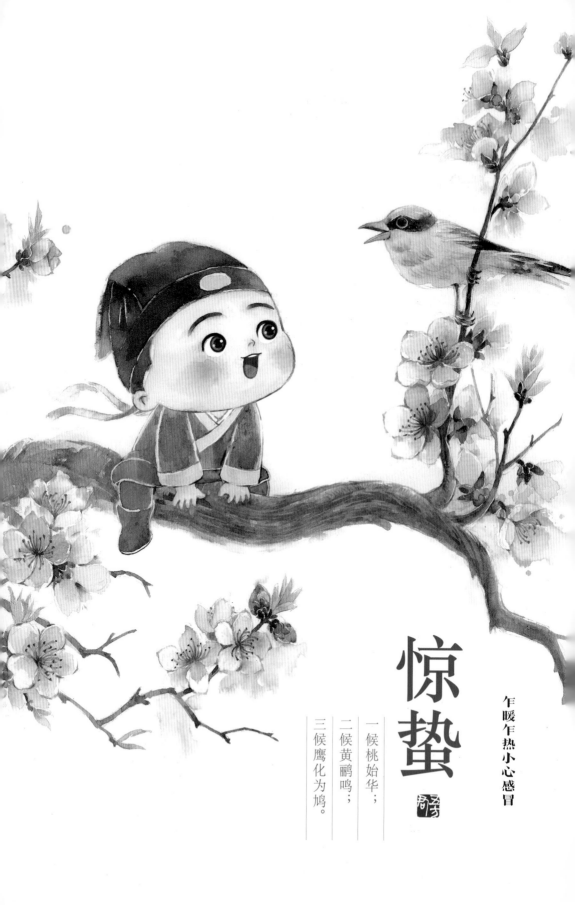

惊蛰

午暖午热小心感冒

一候桃始华；
二候黄鹂鸣；
三候鹰化为鸠。

（一）日常保健

惊蛰，二十四个节气中的第三个节气。"惊蛰"二字，意即初雷惊动了地下的蛰虫，蛰虫复苏预示着"春来了"，故有"春雷一声响，万蛰苏醒来"的说法。《黄帝内经》中说："春三月，此谓发陈，天地俱生，万物以荣。"春天是养阳气的好时候，借助自然界给予的生发、向上的力量，可以为孩子这一年的健康打下好基础。

春天容易"乍暖还寒"，春风是温暖中带着寒意的，更容易让人不小心着凉，防不胜防。因而，衣服不能减得太快，宜遵循从外向内、从下向上的减衣次序。如果气候突然变凉，还得及时添加衣服，不过可以逐步穿得薄一些。

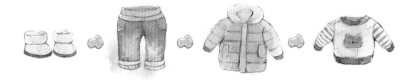

春天也是一个可以逐步增加户外运动的季节，对孩子来说，可以多晒太阳，多做操，也可以选择慢跑、爬山或骑车等运动。只是运动的时候要注意衣物的增减，热的时候适当减衣，一旦凉下来，要及时

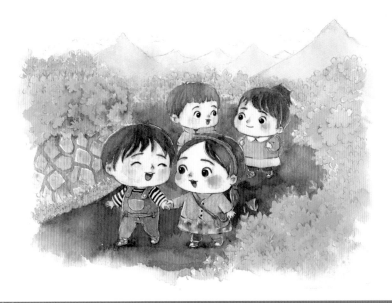

加回去。不宜进行太过剧烈的运动，不宜出大汗，以运动后微微汗出为度。

中医认为孩子本身就是"肝常有余，脾常不足"，而春天又有助于肝气的升发，所以容易发生"木旺克土"，即肝气过旺，侵犯脾胃，导致肝胆脾胃方面的症状。因此在保持身体阳气升发的过程中，需要好好固护孩子的脾胃，才能形成良性循环。春天适合清补，以甘淡偏温、容易消化的食物为宜，如百合薏米莲心粥、青菜泥、银耳芡实莲子糖水等，不宜食用太多油腻、太酸或不容易消化的食物。

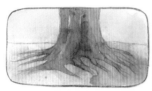

肝木 → 克 → 脾土

木气旺＝肝火旺
↓
土气渐薄＝脾胃渐虚

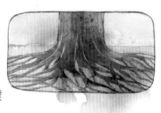

（二）节气保健推拿

惊蛰
节气保健推拿

1.
开天门

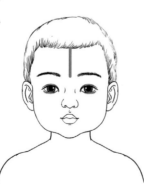

【推拿部位】在头部，两眉正中至前发际成一直线。

【操作方法】让孩子平躺，操作者坐或立于孩子头顶方向，用双手拇指指腹交替地从两眉中推至前发际正中。

【注意事项】两手动作协调，力度一致，轻柔快速地单方向操作。操作频率：每分钟150～250次。

2. 推坎宫

【推拿部位】在头部，自眉头起沿眉至眉梢成一横线，左右对称。

【操作方法】让孩子平躺，操作者坐或立孩子头顶方向，两手拇指同时从两眉头推至眉梢。

【注意事项】双手用力均匀，如孩子眉毛不明显或不完整，可以眉棱骨所在处为准。操作频率：每分钟150~250次。

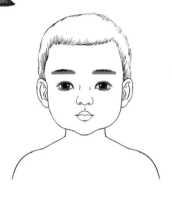

3. 揉阳辅

【推拿部位】在小腿外侧，当外踝尖上4寸，腓骨前缘稍前方。

【操作方法】以拇指或中指无顺逆方向地按揉。

【注意事项】取此穴时宜用骨度分寸法，即腘窝到外踝尖为16寸，16寸的1/4为4寸。操作频率：每分钟100~150次。

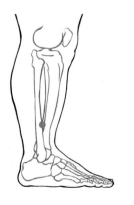

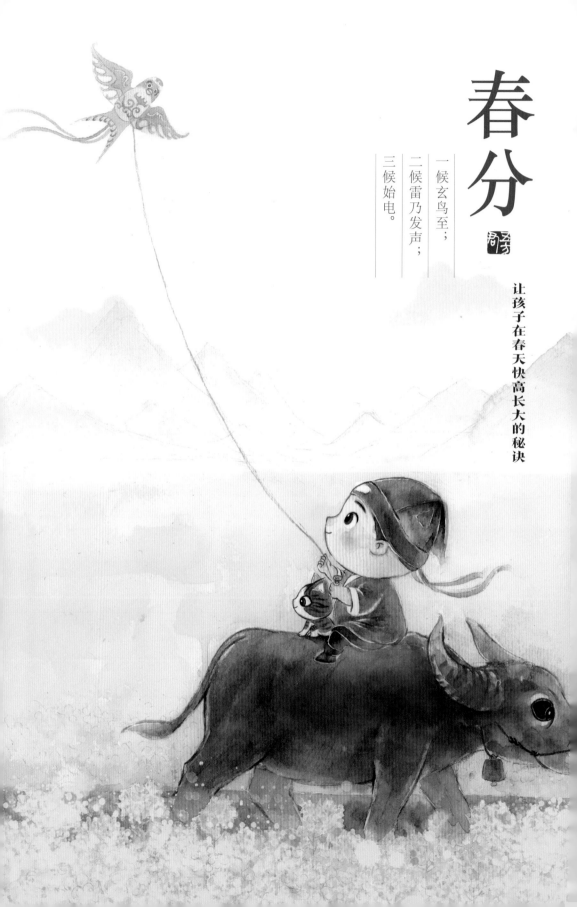

春分

一候玄鸟至；
二候雷乃发声；
三候始电。

让孩子在春天快高长大的秘诀

（一）日常保健

一年之计在于春，春分节气后，天气逐渐转暖，雨水与阳光给万物带来了生机，所以是人体调整阴阳平衡的好时机。

春分时节，调整人体阴阳平衡要注意合理饮食，夜卧早起，适当运动。饮食要注意寒热平衡，忌过多食用偏热、偏寒、偏升、偏降的食物，可以适量增加助阳食物，如姜、葱、韭菜等辛温之品，但是容易阴虚火旺的孩子则不宜多吃此类辛辣刺激性食物。睡眠上，春分后可以晚一点睡，早一点起床，因为春天阳气复苏，白天阳气来得比冬天要早，早起顺应了阳气升发的特点。运动量要较冬天逐渐增加，强度从小到大，以达到舒展身体、通经活络、运行气血的目的。

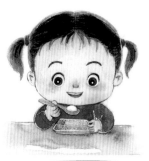

寒热平衡

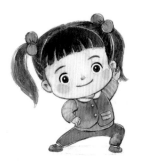

舒展身体，通筋活络

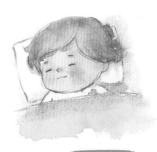

夜卧早起

中医将四季的生命活动规律总结为"春生、夏长、秋收、冬藏"。春分以后，人体新陈代谢旺盛，消化功能增强，生长激素等内分泌激素的水平增高，是孩子们快速发育和长个子的最佳时期。因此，对孩子而言，春天是保健和促进生长的好时节。

那么我们如何利用"春分"时节，让小孩发育得更好呢？首先要增加运动，通过运动可以调整内分泌水平，增强消化功能，促进骨骼

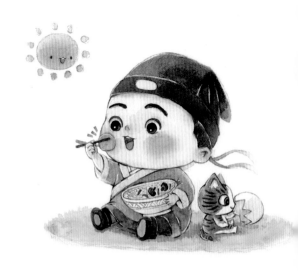

生长，促进发育。二是调整饮食，多吃富含维生素D的食物，如蛋黄、香菇等。鸡蛋里的大部分矿物质、维生素、磷脂等都在蛋黄中，宜适当补充，但是要注意蛋黄含有较高的胆固醇，因此不宜过多食用，每天一个鸡蛋即可；干香菇富含钙、磷、铁等矿物质及维生素D原，可以润色菜肴，增强孩子食欲。三是适当晒太阳，利用户外活动增加日晒时间，因为只有经过紫外线照射，由胆固醇转化而成的7-脱氢胆固醇及维生素D原才能转化成维生素D_3被人体吸收，从而促进骨骼发育。

（二）节气保健推拿

春分
节气保健推拿

1.
分手阴阳

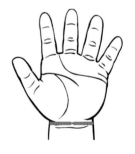

【推拿部位】在手腕上，手掌面腕横纹处；拇指侧为阳池，小指侧为阴池。

【操作方法】操作者用双手捧起孩子的左手，掌心朝上，用无名指及小指向下微压孩子的手掌，更好地暴露孩子的腕横纹，以双手的拇指从腕横纹中点向两边分推。

【注意事项】双手力度均匀，频率一致，在腕横纹所在处操作，需从中点一直推到手腕两侧。操作频率：每分钟150～250次。

2. 顺运内八卦

【推拿部位】在掌面，以掌心为圆心、掌心至中指指根距离的2/3为半径所画的圆圈。

【操作方法】操作者左手握住孩子的左手，充分暴露孩子左手掌面，根据操作者的习惯以右手拇指或中指为主，食指、无名指为辅，三指在内八卦的圆周上做顺时针的操作。

【注意事项】操作时可以看着孩子手心，心中想象出这个圆圈，手指在这个圆圈上操作，做到心到、眼到、手到。操作时注意要把圈画圆，避免画成椭圆；保证圆周上每个点受力均匀，尤其是孩子大鱼际肌隆起会影响运法的操作，因此可以用操作者的左手将孩子的左手拇指向下压，使大鱼际处相对平坦，便于操作；牢记圆圈的半径只有掌心至中指指根距离的2/3，不需要画太大。操作频率：每分钟100～150次。

3. 顺揉百会

【推拿部位】位于头顶，为两边耳尖过头顶的连线与头部正中线的交叉点。

【操作方法】用拇指顺时针按揉。

【注意事项】取穴时，需向前反折耳朵，此时耳朵的最高点即为耳尖。操作频率：每分钟100～150次。囟门未闭的婴儿应慎用。

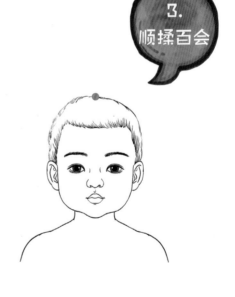

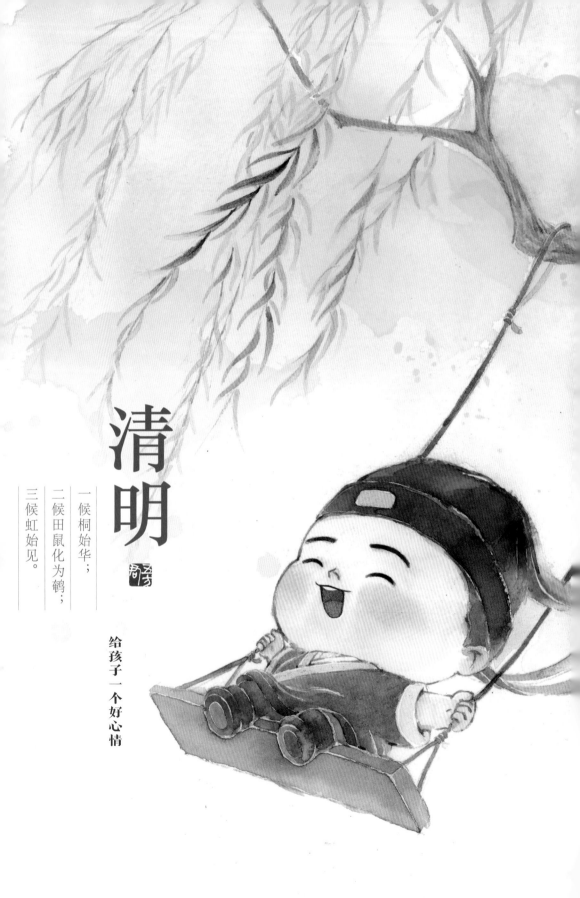

清明

一候桐始华；
二候田鼠化为鹌；
三候虹始见。

给孩子一个好心情

（一）日常保健

清明是开春以来第五个节气。过了清明，天气就会逐渐暖起来，此时正是踏青郊游的好时节，宝爸宝妈们工作之余可以带上孩子感受大自然的魅力，让孩子和阳光、泥土、植物近距离接触。

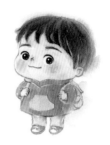

清明后天气已经告别了"乍暖还寒"，穿衣方面可以不用考虑"春捂"的问题，但外出时，仍需固护好孩子头颈，春风虽然温和，但抵抗力差的孩子，吹风后仍容易伤风感冒。孩子外出玩耍出汗后，应及时将汗液擦干，以防感冒。

农家谚语云"清明时节，麦长三节"，此时天地间生发之力足，万物生长速度都加快，对于孩子而言，他们也处于快速生长发育的时期，从中医的角度，此时肝气舒展生发，因此无论是饮食还是行为都不应该违逆这样的生长之势。饮食应上尽量少吃滋腻、伤阳之物，如糯米饭、粽子、冷饮、雪糕、冰凉水果等。对于宝爸宝妈们而言，应尽量少批评责骂孩子，让孩子保持好心情，肝气舒畅，如柳枝般随风飘舞，才能生机勃勃；在此节气，要引导宝宝与人为善，和其他小朋友友好相处，避免纷争，这就是《黄帝内经》中讲的"春三月……生而勿杀，予而勿夺，赏而勿罚，此春气之应，养生之道也"，清明时节，格外要注意"生"的养护。

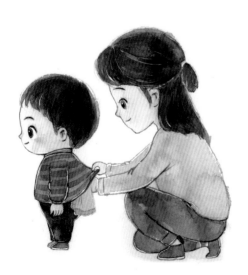

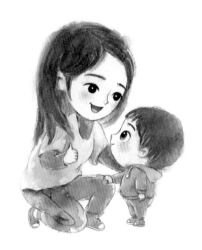

对于肝气先天旺盛的孩子而言，在这一时期，随着天地之气对人体的影响，他们通常容易出现肝气生发太过、肝木偏亢的状态，根据五行理论，木克土，五脏中，脾属土，此时脾土的运化功能就会被抑制，宝宝容易出现胃口不好、消化不良的症状，此时可以吃一些酸甘的食物，如橄榄、话梅等养阴柔肝，所以此时的养护重点就是一个"生"字，既不能抑制，也不能让其太过。

（二）节气保健推拿

清明
节气保健推拿

1. 平肝经

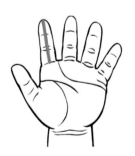

【推拿部位】在手掌面，食指指根至指尖成一直线或食指螺纹面。

【操作方法】操作者左手（称为抓手）握住孩子左手，暴露其食指，以右手的食、中二指或食、中、无名三指自指根向指尖做推法。

【注意事项】操作时如何很好地抓握住孩子的左手是个技巧，可以用抓手的拇指将孩子左手小指、无名指、中指、拇指下压，以暴露食指，其余四指配合拇指握住孩子的四指。注意：操作是单方向的，不可来回。操作频率：每分钟150~250次。

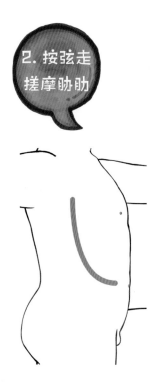

2. 按弦走搓摩胁肋

【推拿部位】在躯体两侧，从腋下至肋缘的区域。

【操作方法】孩子站立（太小的孩子取坐位），双手交叉置于头顶，操作者站于孩子身后，将双手掌置于孩子腋下，稍用力夹住孩子躯干，并沿着身体侧线像搓麻绳般一边两手交替前后搓，一边向下移动直至孩子肚脐水平。

【注意事项】双手需紧贴孩子身体两侧，但不可夹得太紧，太紧不便下行，太松不便于搓。搓的时候速度要快，一般搓的频率为每分钟100～150次，往下移行的速度宜慢，但又不宜停顿。

3. 揉风池

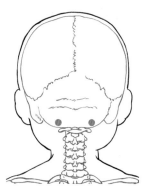

【推拿部位】在枕骨下，当胸锁乳突肌与斜方肌上端之间的凹陷处，左右各一。

【操作方法】操作者左手扶住孩子前额，右手拇指与食指分别置于两侧风池穴做无顺逆方向的按揉。

【注意事项】按揉该穴时酸胀感较强，力度应以孩子能耐受为准。操作频率：每分钟100～150次。

谷雨

让孩子远离湿的困扰

一候萍始生；
二候鸣鸠拂其羽；
三候戴任降于桑。

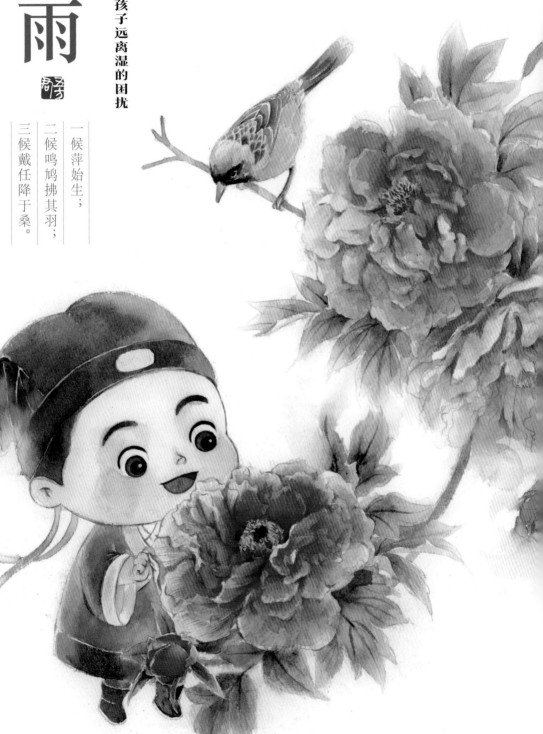

（一）日常保健

谷雨，顾名思义就是雨水生五谷的意思。谷雨是春季的最后一个节气，也是从春温向夏热过渡的时节。在这个春季将尽、夏季将至的时节，雨水开始增多，空气湿度逐渐加大，尤其是南方地区，可出现阴雨连绵的梅雨天气。

谷雨后雨量开始增加，在如此潮湿的环境中，湿邪很容易侵入人体，使人体产生不适，如厌食、身体困重、肌肉关节酸痛等，因此，在这种情况下，要注意防湿邪。此外，中医认为，脾为湿土之脏，湿邪最易损伤脾胃而出现脾湿的症状，尤其是脏腑功能发育还不完善的儿童，更易遭受湿邪的危害而引发一系列的不适，因此，在防湿邪的同时，还要注意保护脾胃。那么，具体该如何做呢？

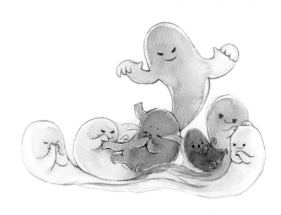

首先，要尽量避免长期生活在潮湿的环境中。如果居住的环境比较潮湿，可以多食用健脾祛湿的食物或药材，如薏米茯苓粥、黄芪、人参、白扁豆、赤小豆、山药、荷叶、芡实、冬瓜、陈皮、白萝卜、藕等。

其次，在谷雨时节，气候由干燥向多雨转换，正是春夏季节过渡转换时期，会出现早晚温差大的特点，因此，在这个时期外出时应注意适时给孩子增减衣服，既要注意保暖，又要防止因穿得过多出汗脱衣而着凉，尤其要避免大汗后吹风。

需要提醒大家的是，谷雨之后，马上就会进入炎热的夏季，天气一变热，孩子们就开始喜欢吃寒凉之品，一看到冷饮、冰激凌、雪糕就想吃，结果在春夏温暖的季节伤了脾胃。大家都知道，儿童属"纯阳"之体，生病多化热化火，因此比较喜欢吃凉的东西，天气稍微一热就马上吃冷喝凉。

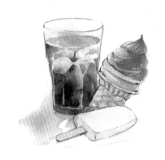

但是，儿童的生理特点是身体处于生长发育阶段，脏腑功能发育还不健全，若食入大量冷饮，则会损伤脾胃的功能，而人体的消化吸收主要依靠脾胃功能来完成，当脾胃损伤之后，消化吸收功能就会下降，久而久之，会影响孩子的营养吸收，导致孩子出现厌食、面色偏黄无光泽、乏力没精神等症状。而且，过食冷饮，也容易使孩子出现肠痉挛。如果孩子经常肚子痛，每次持续的时间不等，时痛时止，不定

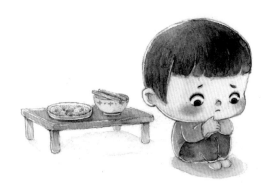

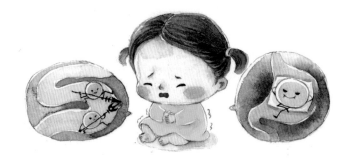

时，无规律，做检查也没发现什么毛病，那么家长就要注意了，孩子可能是因为经常进食大量冷食，导致脾胃虚寒而出现腹痛的症状。所以，为了孩子的健康，切记"谷雨夏未到，冷饮莫先行"。

（二）节气保健推拿

谷雨
节气保健推拿

1. 顺运内八卦

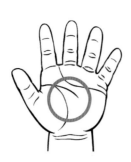

【推拿部位】在掌面，以掌心为圆心、以掌心至中指指根距离的2/3为半径所画的圆圈。

【操作方法】操作者左手握住孩子的左手，充分暴露孩子左手掌面，根据操作者的习惯以右手拇指或中指为主，食指、无名指为辅，三指在内八卦的圆周上做顺时针的操作。

【注意事项】操作时可以眼睛看着孩子手心，心中想象出这个圆圈，手指在这个圆圈上操作，做到心到、眼到、手到。操作时注意要把圈画圆，避免画成椭圆；保证圆周上每个点受力均匀，尤其是孩子大鱼际肌隆起会影响运法的操作，因此可以用操作者的左手将孩子的左手拇指向下压，使大鱼际处相对平坦，便于操作；牢记圆圈的半径只有掌心至中指指根距离的2/3，不需要画太大。操作频率：每分钟100～150次。

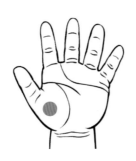

2.
清板门

【推拿部位】在手掌面，大鱼际顶面。

【操作方法】操作者左手固定孩子左手，露出大鱼际肌，以右手拇指指腹或侧缘来回推。

【注意事项】在固定孩子的手时，不宜抓握得过紧，以孩子无法轻易挣脱为度；右手做推法时，应以肘关节为支点带动拇指来回运动，不宜单纯地以拇指来回推，否则容易造成肌肉劳损。操作频率：每分钟150~250次。

3.
揉足三里

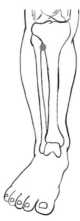

【推拿部位】在小腿外侧部，外膝眼下3寸，胫骨前嵴旁开1寸处。

【操作方法】用拇指指腹按揉穴位，可做顺时针的揉动，亦可做无顺逆方向的揉动。

【注意事项】定位时的3寸和1寸当以孩子的同身寸来取，即孩子4个手指并拢的宽度为3寸，孩子拇指指节的宽度为1寸。操作频率：每分钟100~150次。

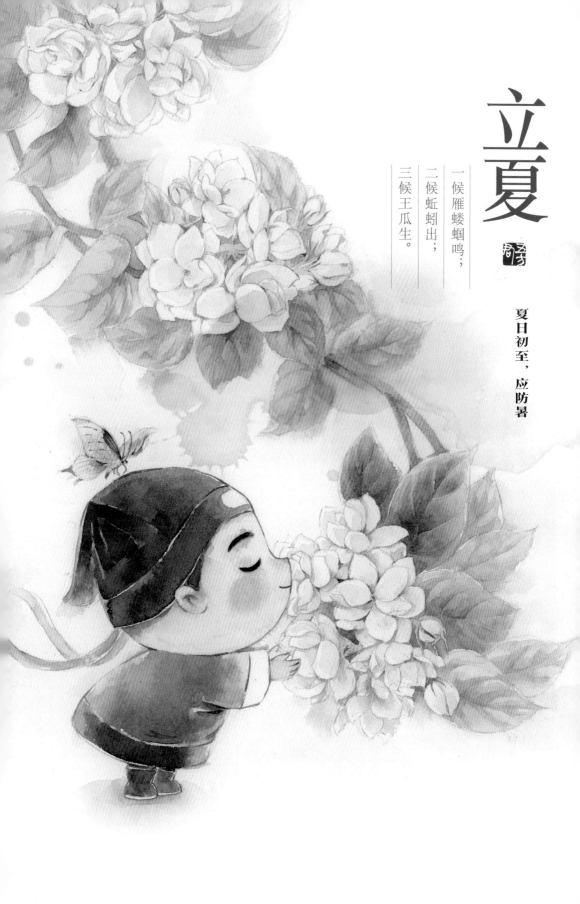

立夏

一候蝼蝈鸣；
二候蚯蚓出；
三候王瓜生。

夏日初至，应防暑

（一）日常保健

立夏是夏天开始的标志，《月令七十二候集解》中说："立，建始也；夏，假也。物至此时皆假大也。"这里的"假"即"大"的意思，是说春天播种的植物已经直立长大了。

《素问·四气调神大论》中提到："夏三月，此谓蕃秀，天地气交，万物华实……逆之则伤心，秋为痎疟……"可见夏天来了，宝宝的养生重点是养心。心为阳中之太阳，以阳气为用，心的阳气可以推动人体内气血的周流，维持人的生命活动，同时心阳还对脾胃的运化功能、肾的温煦功能、全身的水液代谢、汗液的调节等起着重要作用。人与自然相通，人体的心气对应着自然界的夏气，此时心阳最为旺盛，功能最强，因此对孩子的养护应该顺应自然界的这个特点，让孩子多在户外玩耍，让心阳有用武之地。

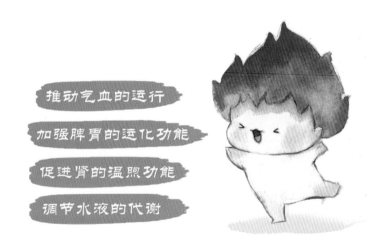

推动气血的运行

加强脾胃的运化功能

促进肾的温煦功能

调节水液的代谢

同时立夏之后气温渐升，炎暑将临，天地间的暑气日渐昌盛，尤其是在夏至之后。暑为阳邪，其性升散，且多挟湿，而夏季心阳最为旺盛，所以同气相求，暑邪最易入心经，内扰心神，使孩子出现烦躁、入睡难的症状，有的孩子即使睡着了也会偶尔翻来覆去地打滚；同时暑邪在内熏蒸，会耗气伤津，使孩子出现乏力、困倦、不愿动、口渴的症状。所以夏季让孩子在室外活动的同时要注意对暑邪的防范，可以在家中常备薄荷膏等清凉开窍之物给孩子外用，同时把握孩子在户外玩耍的时间。夏季可以让孩子适当地出一些汗，如果不让孩子出一点汗，整天待在空调房里，不利于心阳的振奋，但是如果长时间处于大汗淋漓的状态又容易让暑邪乘虚而入，耗气伤津。

俗话说："立夏吃了蛋，热天不疰夏。"立夏之后天气逐渐炎热，许多人因素体虚弱，又感受暑热之气，所以会出现身体疲劳、四肢无力、食欲减退的现象，这就是所谓的"疰夏"，5岁以下的小孩子尤

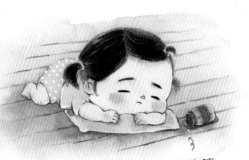

暑邪耗气伤津

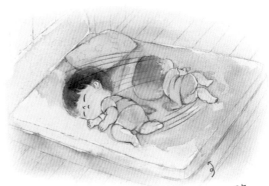

暑邪内扰心神

为常见。所以在立夏时节，很多地区都会用编织网兜来装煮好的鸡蛋或者鸭蛋、鹅蛋，让孩子挂在脖子上，午饭后，孩子们便可三五成群地进行斗蛋游戏，破者为输，孩子们可在此时将破裂的蛋壳剥掉，将蛋吃下去。虽然鸡蛋的营养价值高，但是鸡蛋不是吃得越多越好，如果过量食用，容易导致孩子脾胃积滞，加重胃肠的消化负担，同时过量的蛋白质摄入还会加重肝肾的负担。所以立夏吃蛋要适量，每日不宜超过两个。

（二）节气保健推拿

立夏
节气保健推拿

1. 顺揉肝俞

【推拿部位】在背部，第9胸椎棘突下旁开1.5寸，左右各一。

【操作方法】可将双手拇指置于脊柱两旁穴位处顺时针按揉，亦可用一只手的食指与中指分别置于孩子脊柱两旁穴位处进行按揉。

【注意事项】背俞穴的定位需要借助骨度分寸法：①肩胛骨内侧缘到后正中线的距离为3寸；②肩胛骨下角平对第7胸椎棘突下。所以要找第9胸椎，可以先找到第7胸椎后再往下数两节。数胸椎的棘突需要有耐心，慢慢摸，摸清楚。操作频率：每分钟100~120次。

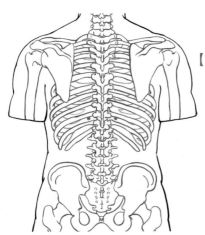

2.
清小肠

【推拿部位】在小指尺侧缘，指尖至指根成一条直线。

【操作方法】将孩子左手旋转，使掌心朝向孩子身体的左侧，小指的尺侧缘（外侧缘）朝上，操作者的左手固定孩子左手，以右手的食指或中指指腹从孩子小指指根推至指尖。

【注意事项】右手操作时需紧贴孩子的左手小指侧缘，并完整地从指根推到指尖，注意该操作是单方向操作。操作频率：每分钟150～250次。

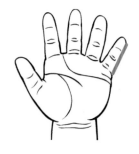

【推拿部位】整个腹部。

【操作方法】让孩子平躺，暴露腹部，用整个手掌掌面轻贴孩子腹部，顺时针做圆周运动。

【注意事项】注意保暖，可在衣物或被子的遮盖下操作。力道柔和均匀，以不带动皮下组织为准，频率宜慢不宜快，每分钟60～100次。

3.
摩腹

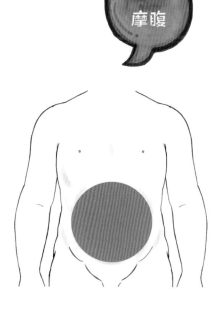

小满

一候苦菜秀；
二候靡草死；
三候麦秋至。

如何放心地让孩子吃吃喝喝

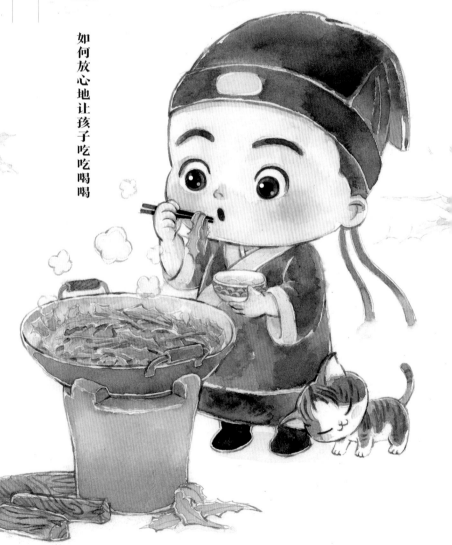

（一）日常保健

小满，顾名思义是指夏熟农作物的籽粒开始灌浆饱满，但还没成熟，只是小满，还未大满。这期间如何做好养生保健呢？

小满时节，万物生长旺盛，人体对营养的需求也较多，所以，饮食均衡、食物种类丰富就显得十分有必要了。同时也要考虑天气逐渐炎热，尤其是南方地区雨水多，人体出汗多，湿热明显，湿邪容易潜伏在身体内，诱发风湿病、脚气、痤疮、水肿等疾病。从中医角度而言，脾主运湿，因此，可以多选择健脾、清热利湿的食物，如赤小豆、薏苡仁、绿豆、冬瓜、黄瓜、黄花菜、水芹、荸荠、黑木耳、胡萝卜、西红柿、西瓜、山药、鲫鱼、草鱼、鸭肉等。也可多用荷叶、冬瓜皮、西瓜皮等煲水喝，以起到消暑养阴的作用。

这个时期，仍然要控制小朋友进食冷饮的量；当然，成人尤其是脏器功能状态偏虚弱的老人也需要控制。一些儿童在此时容易出现皮肤病复发，除了因为湿气藏于肌肤外，也与儿童肠胃积热、脾胃不和有关，因此，对于有过敏史的儿童，鱼、虾、蟹等食物应该注意适当控制。

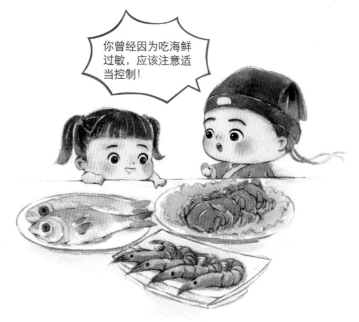

你曾经因为吃海鲜过敏，应该注意适当控制！

小满后气温明显升高，但早晚温差仍较大，因此早上和夜间要注意适当添加衣服，尤其是晚上睡觉时，要注意保暖，避免着凉感冒。中午时分，气温较高，则要注意防暑降温，可常备一些防暑降温药品，如清凉油等；同时，儿童的皮肤较嫩，要注意做好防晒工作，避免晒伤；睡眠可早起晚睡，但也不能熬夜，以醒后精力充沛为度。

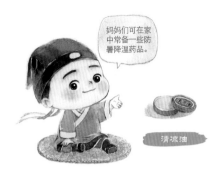

妈妈们可在家中常备一些防暑降温药品。

清凉油

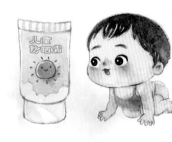

儿童防晒霜

小满
节气保健推拿

（二）节气保健推拿

1.
顺揉脾俞

【推拿部位】在背部，第11胸椎棘突下旁开1.5寸，左右各一。

【操作方法】可将双手拇指置于脊柱两旁穴位处顺时针按揉，亦可将一只手的食指与中指分别置于孩子脊柱两旁穴位处进行按揉。

【注意事项】背俞穴的定位需要借助骨度分寸法：①肩胛骨内侧缘到后正中线的距离为3寸；②肩胛骨下角平对第7胸椎棘突下。所以要找第11胸椎，可以先找到第7胸椎，再往下数四节。注意两侧都是顺时针方向揉，而不是一侧顺时针一侧逆时针。操作频率：每分钟100～120次。

2. 揉足三里

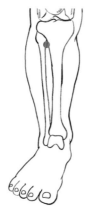

【推拿部位】在小腿外侧部，外膝眼下3寸，胫骨前嵴旁开1寸处。

【操作方法】用拇指指腹按揉穴位，可做顺时针的揉动，亦可做无顺逆方向的揉动。

【注意事项】定位时的3寸和1寸当以孩子的同身寸来取，即孩子4个手指并拢的宽度为3寸，孩子拇指指节的宽度为1寸。操作频率：每分钟100～150次。

3. 揉丰隆

【推拿部位】在小腿外侧，外踝上8寸，胫骨前嵴旁开2寸。

【操作方法】用拇指指腹按揉穴位，按揉时可以没有顺逆的方向。

【注意事项】取此穴时"外踝上8寸"宜用骨度分寸法，即腘窝到外踝尖为16寸，16寸的1/2为8寸；"胫骨前嵴旁开2寸"宜用同身寸法，即以孩子拇指指节宽度为1寸，2寸即为其两倍。操作频率：每分钟100～150次。

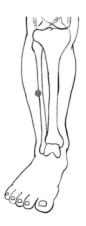

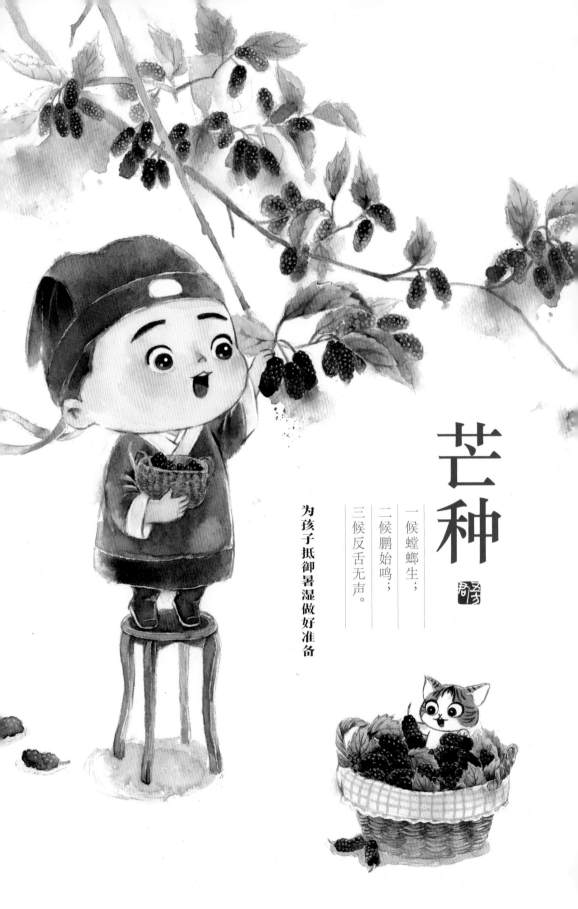

芒种

一候螳螂生；
二候鵙始鸣；
三候反舌无声。

为孩子抵御暑湿做好准备

（一）日常保健

　　芒种是夏季第三个节气。古人对节气取名很形象，在这个节气，麦类等有芒作物纷纷成熟，同时人们要忙着播种秋熟作物，故名芒种。随着芒种的到来，天气愈加炎热，降水量也较前增加，天地间一派湿热之象，岭南地区更是如此。

　　天热难耐，南方地区很多家庭5月下旬就开始用空调了，比较能耐热的也用上了风扇。对于孩子而言，夏季使用风扇或空调要避免在风口上直吹，尤其是夜间睡眠和正当大汗淋漓之时。因为夜间人体阳气潜藏，抵御外邪功能减弱，风寒之邪很容易趁"没人看家"之时钻入孩子体内；而大汗淋漓之时，毛孔大张排汗，此时若当风吹，风寒之邪很容易就顺着张开的毛孔进入体内。这两种情况都是夏季感冒常见的诱因。所以，请不要将孩子的床放在空调正下方；使用风扇时，如果是白天，宝宝处于活动状态且没有大汗淋漓，则可以在风扇摇头、转叶的情况下使用，但是晚上睡觉时，还是建议让风扇对着墙吹，起到流通空气的作用，避免直吹。

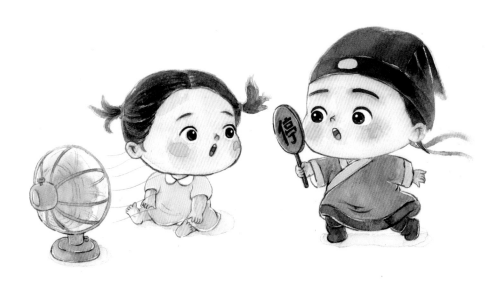

随着气温的升高，人体在安静状态下，体表的水液流失会悄悄地增加，再加上宝宝玩耍或大哭大闹都会伴随汗出，所以要有意识地给孩子多补充水分，同时也可多给予含钾的食物，因为人体的钾主要由肾脏代谢，其代谢特点为"多吃多排，少吃少排，不吃也排"，而在夏季，汗液的排出会导致钾离子的流失，所以夏季要比其他季节更有意识地去补钾，多吃含钾量高的食物。粮食中，荞麦、玉米、红薯、大豆等含钾量较高；水果中，香蕉含钾最丰富；蔬菜中，海带、菠菜、苋菜、香菜、油菜、甘蓝、芹菜、莴笋、土豆、山药、鲜豌豆、毛豆等含钾量较高。

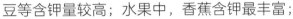
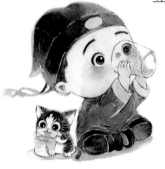

芒种
节气保健推拿

（二）节气保健推拿

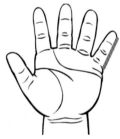
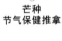

1.
清·小肠

【推拿部位】在小指尺侧缘，指尖至指根成一条直线。

【操作方法】将孩子左手旋转，使掌心朝向孩子身体的左侧，小指的尺侧缘（外侧缘）朝上，操作者的左手固定孩子左手，以右手的食指或中指指腹从孩子小指指根推至指尖。

【注意事项】右手操作时需紧贴孩子的左手小指侧缘，并完整地从指根推到指尖，注意该操作是单方向操作。操作频率：每分钟150～250次。

2.
推四横纹

【推拿部位】在手掌面，食指、中指、无名指、小指近掌端指间关节（第一指间关节）横纹处。

【操作方法】将孩子左手的四个手指并拢握好，暴露四个手指的第一指间关节，操作者用右手拇指的桡侧缘在四个横纹上做来回推的动作。

【注意事项】孩子的四指需并拢，孩子小指的第一指间关节横纹与其他三指不在一条直线上时，来回推的轨迹可以有弧度，但是四条横纹一定要完整操作。操作频率：每分钟120～150次。

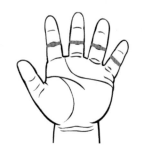

3.
揉板门

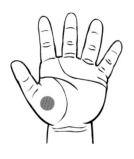

【推拿部位】在手掌面，大鱼际肌的顶面。

【操作方法】操作者用左手固定住孩子的左手，露出大鱼际肌，右手拇指置于板门处做无顺逆方向的揉动。

【注意事项】定位要准，板门穴位于大鱼际的最高面。按揉力度要适中。操作频率：每分钟100～150次。

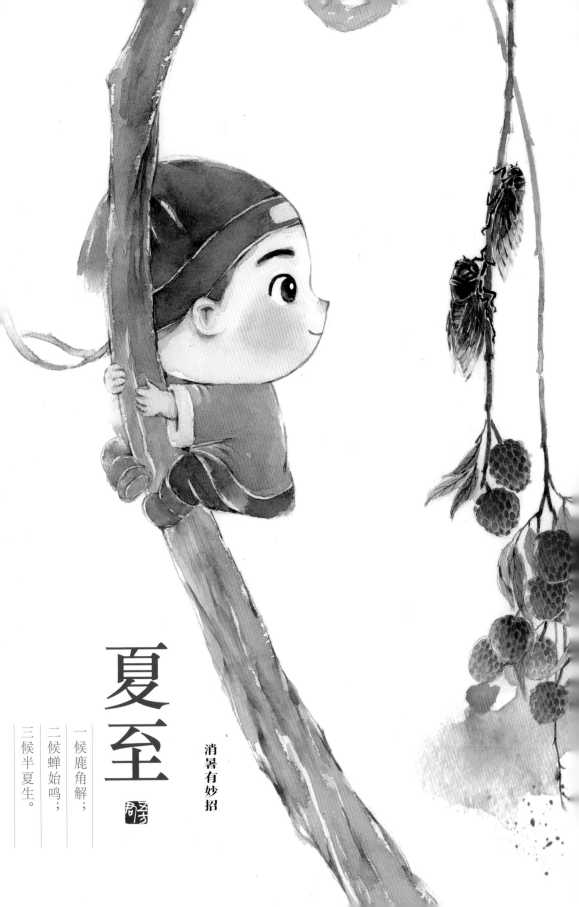

夏至

一候鹿角解；
二候蝉始鸣；
三候半夏生。

消暑有妙招

（一）日常保健

夏至，古时又称夏节、夏至节，一般在每年公历的6月21日或22日。夏至这天，太阳直射地面的位置到达一年的最北端，直射北回归线，此时，北半球的白昼达到最长，且北方比南方更长。此后，太阳直射地面的位置逐渐南移，北半球的白天一天比一天短，而夜晚却一天比一天长。因此，民谚常说"吃过夏至面，一天短一线"。

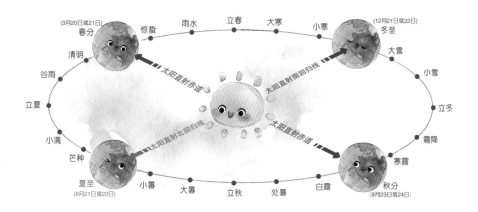

夏至时节是一年中阳气最旺的时节，因此，这一时节要注意顺应夏季阳盛于外的特点，注意保护阳气。夏至炎热，很多小孩子喜欢吃凉性食物，如冰激凌、冷饮、凉拌菜等。有些时候，家长们可能觉得无所谓，但由于孩子年龄小，脾胃功能发育尚不完善，如果不加节制，很容易导致寒邪凝滞，造成胃肠功能紊乱，出现腹泻、腹痛、呕吐等。此外，由于夏季气候炎热，食物中各种细菌生长繁殖较快，如果孩子食用了被细菌污染的食物，也容易发生胃肠道疾病。因此，在夏至时节，一定要注意饮食卫生和饮食规律。总的来说，尽管到了夏至，天气变得炎热，但饮食也要以清淡、易消化、温软的食物为主，不仅要少吃寒凉的食物，也要少吃煎炸、肥腻的食物，以免口舌生疮。

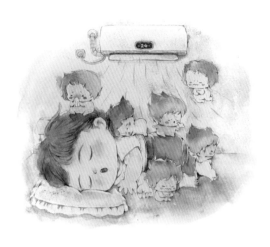

由于这一时节气候炎热，人体腠理开泄，易受风寒湿邪侵袭，而大家又都喜欢待在空调房里，整夜吹空调、吹风扇，这样不仅有伤阳气，小孩子也容易伤风，引起发热、恶寒、打喷嚏、流鼻涕、咳嗽、食欲差等症状。因此，这个时节里睡觉时尽量不要将空调的温度调得过低，室内外温差不宜过大，更不宜夜晚露宿。

夏至时节，由于气候比较闷热，很多孩子会出现胃口不好，再加上饮食不节，过食肥甘厚腻，很容易造成脾胃功能受损，久而久之则引起食滞。因此，可以多吃些祛湿的食物，如薏米、赤小豆、白扁豆等。若加些百合，可起到清心解渴除烦的功效。此外，还可以多食紫菜、海带、香蕉等含钾食物，以防止夏季炎热，身体水分大量流失引起缺钾。

（二）节气保健推拿

夏至
节气保健推拿

1. 逆运内八卦

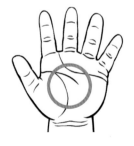

【推拿部位】在掌面，以掌心为圆心，以掌心至中指指根距离的2/3为半径所做之圆圈。

【操作方法】操作者左手握住孩子的左手，充分暴露孩子左手掌面，根据操作者的习惯用右手拇指或中指为主、食指及无名指为辅的三指在内八卦的圆周上做逆时针的运法。

【注意事项】操作时眼睛看着孩子手心，心中想象出这个圆圈，手在这个圆圈上操作，做到心到、眼到、手到。操作时注意要把圈画圆，避免画成椭圆；要保证圆圈上每个点受力均匀，尤其是孩子的大鱼际肌是隆起的，会影响运法的操作，因此可以用操作者的左手将孩子的左手拇指下压，使大鱼际处相对平坦，便于操作；要时时牢记圆圈的半径只有掌心至中指指根距离的2/3，不需要画太大。操作频率：每分钟100～150次。

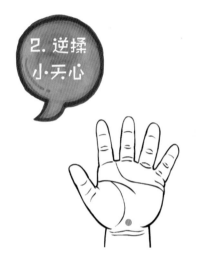

2. 逆揉小天心

【推拿部位】在掌面，位于大、小鱼际交际处凹陷中。

【操作方法】操作者左手握住孩子的左手，暴露小天心，将右手拇指或中指指腹置于穴位上做逆时针揉动。

【注意事项】揉时要做到肉动皮不动，需要指腹吸定穴位，不可与皮肤间产生位移。操作频率：每分钟100～150次。

3. 清大肠

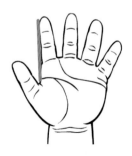

【推拿部位】在手部，食指桡侧缘，指尖至虎口成一条直线。

【操作方法】操作者左手虎口插入孩子左手的食指和中指间，用拇指压扣住孩子的拇指，固定并充分露出孩子食指桡侧缘，用右手的食指和中指自虎口推向指尖。

【注意事项】穴位的操作需从虎口开始，而非食指指根，推时注意力度要均匀地到达孩子指尖，不要在到指尖之前就停止用力。操作频率：每分钟150～250次。

小暑

一候温风至；
二候蟋蟀居宇；
三候鹰始鸷。

教你如何让宝宝安度小暑

（一）日常保健

《月令七十二候集解》曰："小暑，六月节。《说文》曰：暑，热也。就热之中，分为大小，月初为小，月中为大，今则热气犹小也。"

夏至过后，人体的阳气逐渐最大限度浮于体表，小暑则是这个阶段的前奏，此时阳气大部分浮于外，内在则相对空虚了，故而当注意"春夏养阳"，不要过量食用冰西瓜等冰冻食物，以免损伤阳气。

可是酷暑难耐，我们该如何帮助孩子度过这炎炎夏日呢？快来看看这四大法宝！

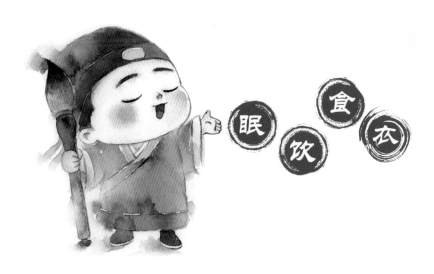

眠　饮　食　衣

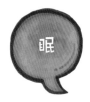

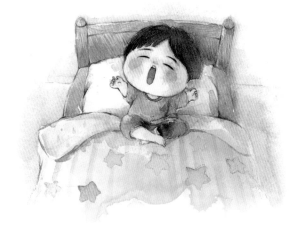

夏至过后，昼长夜短，顺应自然规律，当晚睡早起，但孩子入睡的时间最晚也不要迟于晚上10点。如果孩子一大早五六点就醒来了，这也是非常正常的，中午的时候可以让孩子小睡一会儿，但时间不宜过长，一至两个小时为佳，否则不仅影响晚上的睡眠，而且不利于阳气的生发。

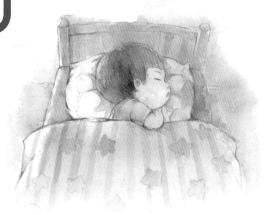

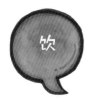 饮

玉米须水

荷叶茶

天气炎热，出汗多，所以及时给孩子补充水分显得格外重要，但也不要因为天气太热就给孩子喝冰镇饮料，否则不但达不到解渴的作用，还会耗伤体内的阳气。如果孩子不爱喝白开水，可以用玉米须或者荷叶煮水代茶饮，既清热消暑，又祛湿利尿。

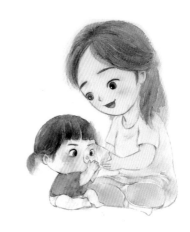

 食

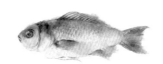

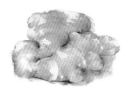

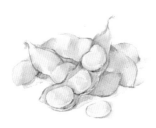

夏天孩子的饮食应该以清补、健脾、祛暑、化湿为原则，可多食用清新的蔬菜，如菠菜、苋菜、山药、毛豆等；肉类可以食用鸭肉、鲫鱼、虾、猪瘦肉等，烹调方法也应以蒸、煮为宜，煮成汤、水、粥为佳，适当地食用一些姜则有利于体内阳气的生发。

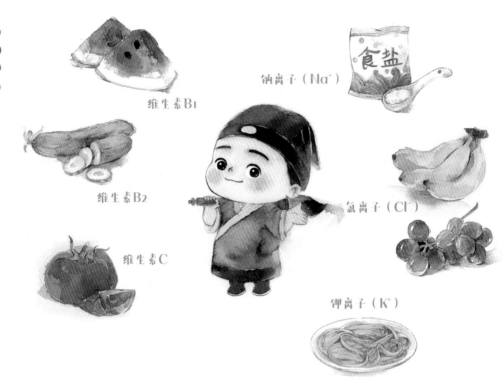

维生素B₁

钠离子（Na⁺）

维生素B₂

氯离子（Cl⁻）

维生素C

钾离子（K⁺）

食盐

此时人体新陈代谢加快，容易缺乏各种维生素，因此可以选择性地给孩子定量补充富含维生素的蔬果，如西瓜、黄瓜、番茄。夏天易大量出汗，孩子体内的钠离子（Na⁺）、氯离子（Cl⁻）、钾离子（K⁺）易随着汗液流失，所以要注意多吃咸味的食物，以补充体内所失盐分，同时注意多吃海带、紫菜之类的海产品，或者香蕉、葡萄之类的水果以补充钾，从而达到身体所需元素的平衡。

衣

虽说夏天应当穿得凉爽些，但过于凉爽会损害阳气，到了秋冬反而更容易生病。因此要特别注意保护好膝盖和肚子，到了凉爽的空调房要给孩子及时穿上长衫和袜子，不要让孩子光着脚在冰冷的地上走动。衣服应以宽松棉质为宜，这样更有利于汗液的散发。

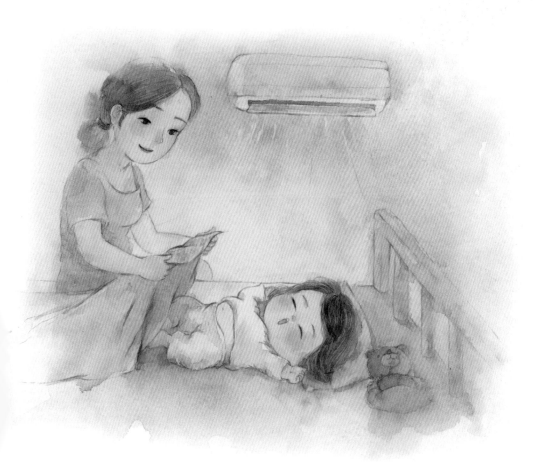

（二）节气保健推拿

小暑
节气保健推拿

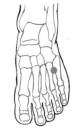

1. 逆揉足临泣

【推拿部位】在足背外侧，第四趾与小趾跖骨夹缝中。

【操作方法】暴露孩子的双脚，双手拇指或中指指腹分别置于穴位处，做逆时针的揉动。

【注意事项】取穴时先将手指放在孩子第四、第五脚趾的骨缝间，并从趾尖方向向足跟方向推，推至推不动的地方即为足临泣。操作频率：每分钟100～150次。

2. 逆揉总筋

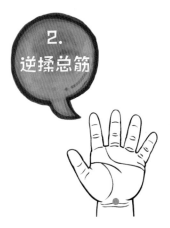

【推拿部位】手掌腕横纹中点。

【操作方法】操作者左手握住孩子的左手，暴露手掌面腕横纹，将右手拇指或中指指腹置于穴位上，做逆时针的揉动。

【注意事项】穴位处有一凹陷，操作时手指按入凹陷中。操作频率：每分钟100～150次。

3. 取天河水

【推拿部位】在前臂内侧正中，总筋至曲泽成一条直线。

【操作方法】操作者左手握住孩子的左手，暴露前臂，用右手的食、中二指或食、中、无名三指指腹从手肘横纹中点轻快地推向手腕横纹中点（动作方向与"清天河水"相反）。

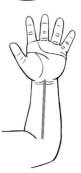

【注意事项】操作的轨迹必须是一条直线，不能歪曲，更不能变成一个平面。这里有个省力的技巧，可以将孩子的肘关节微屈，使孩子的肘关节低于腕关节水平，这样操作更容易。操作频率：每分钟100～250次。

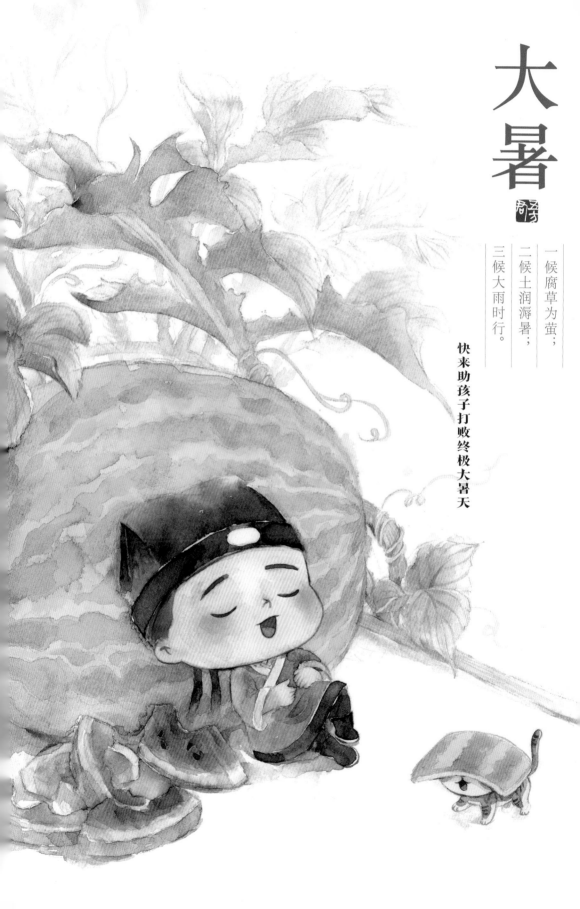

大暑

一候腐草为萤；
二候土润溽暑；
三候大雨时行。

快来助孩子打败终极大暑天

（一）日常保健

　　《月令七十二候集解》曰："暑，热也，就热之中分为大小，月初为小，月中为大，今则热气犹大也。"

　　大暑，是夏季的最后一个节气，也是一年里最热、人体阳气最旺盛的时候，一般在三伏天的中伏阶段。俗话说"小暑不算热，大暑正伏天"，大暑时节常极端热，晴朗时酷热难耐，阴雨时闷热难受。

　　这样的天气会对人们的生理和心理带来不利影响，为了降温，有些人贪凉饮冷，这样容易引起消化系统的问题。同时，若不注意防暑，也会引发中暑等疾病。

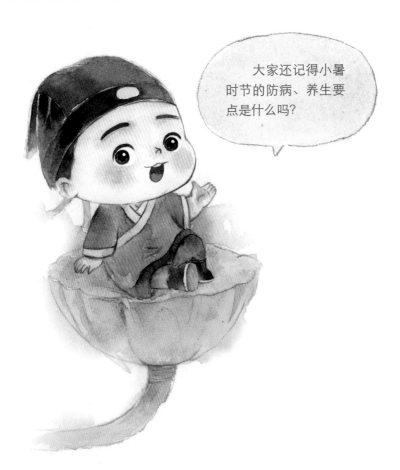

大家还记得小暑时节的防病、养生要点是什么吗？

1. 饮食

上文分别从"眠、饮、食、衣"四个方面和大家分享了小暑时节的养生小知识，同样，大暑时节的养生基本上也可以参照小暑。

不过相较于小暑，大暑气候更加炎热，更容易耗伤人体的气津，因此在饮食方面也就更强调消暑清热滋阴。下面主要从饮食方面为大家介绍大暑时节的养生小知识。

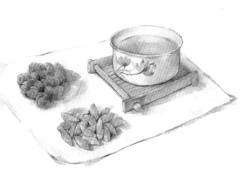

（1）汤水

平常要多喝白开水。根据天气和体质特点，也可以选择冬瓜汤、绿豆糖水、菊花茶等以清暑解毒。另外，石斛水、麦冬水可以益气养阴，出汗多者可用糖盐水、茶水等适当补充盐分和矿物质，避免脱水。

（2）药粥

　　药粥应注意结合儿童体质选择，避免药材使用不当。明代医家李时珍认为："粥与肠胃相得，最为饮食之妙。"《医药六书》曰："粳米粥为资生化育坤丹，糯米粥为温养胃气妙品。"意思是说喝粳米粥、糯米粥多能健脾益气、生发胃津以补虚损，而绿豆粥有消暑利尿之用，薏米扁豆粥有健脾祛湿的作用，沙参玉竹粥可益气养阴，等等。

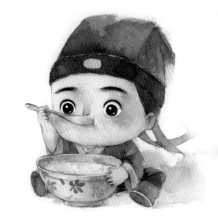

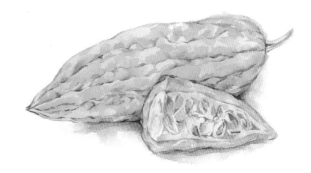

（3）常用食材

　　苦瓜性平、味苦甘，能清热、消暑、生津、清心、明目，类似的还有春菜、苦荞麦等。大暑时节，适当吃点苦瓜、春菜等苦味食物，不仅可以开胃，还可醒脑，使人产生轻松的感觉，从而起到祛湿除烦的作用。

2.
天灸

　　大暑时节阳气最盛，是"冬病夏治"祛除体内寒湿最好的时机，三伏天灸就是"冬病夏治"常用的一种方法。相信大家都听说过三伏天灸，或者自己去贴过，但是否每个人都可以贴呢？贴天灸又有哪些注意事项呢？

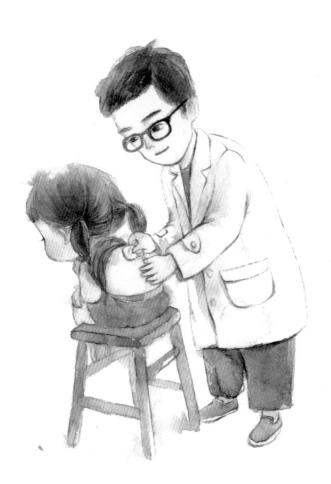

一般来说，三伏天灸适用于在冬季容易发作的慢性疾病，如属于阳虚证的慢性支气管炎、支气管哮喘、慢性腹泻等，此时是最佳的治疗时机。有此类慢性病的人，在夏季养生中尤其应该细心调养，重点在于防治。同时天灸时还应注意以下五点。

1 三伏天灸需要坚持贴药数年才能起到增强机体非特异性免疫力的作用。

2 儿童在天灸前，建议请医生判断儿童体质或当前状态是否适合天灸，以避免不合理应用。

3 实热者不贴。天灸药物温热性较强，如有大便干、口疮、舌苔黄厚、发烧等状态时，暂不宜贴天灸。

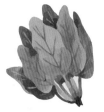

4 每次贴药时间的长短，应按照医生要求，结合儿童具体的皮肤反应情况决定，不宜为追求最强效果而引起儿童皮肤损伤或起水疱。

5 皮肤破损或有伤口处及容易过敏者不贴，以避免导致皮肤感染和过敏。

（二）节气保健推拿

大暑
节气保健推拿

1. 揉后溪

【推拿部位】轻握拳，在小指掌指关节后远侧掌横纹头赤白肉际处。

【操作方法】让孩子五指微握拳，暴露小指本节远侧掌横纹头，操作者将拇指或中指置于穴位上，做无顺逆方向的揉动。

【注意事项】所谓的远侧掌纹头也就是俗称的掌纹"感情线"在小指侧的横纹头。操作频率：每分钟100～150次。

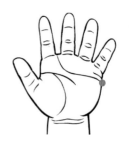

2. 逆揉膊阳池

【推拿部位】腕背横纹上3寸，尺骨与桡骨之间。

【操作方法】操作者用左手握住孩子左手手腕以固定左手，用右手的拇指或中指在穴位处做逆时针的揉动。

【注意事项】膊阳池在两个骨头之间，注意不要按在骨头上；这里的3寸可以用同身寸法来取，即孩子食、中、无名、小指四指并拢的宽度。操作频率：每分钟100～150次。

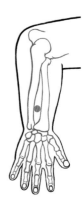

3. 顺揉外劳宫

【推拿部位】手背正中，与内劳宫相对。

【操作方法】操作者用左手托住孩子的左手，暴露手背，将右手拇指指腹置于穴位上，做顺时针的揉动。

【注意事项】外劳宫是与内劳宫相对应的。操作频率：每分钟100～150次。

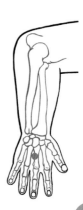

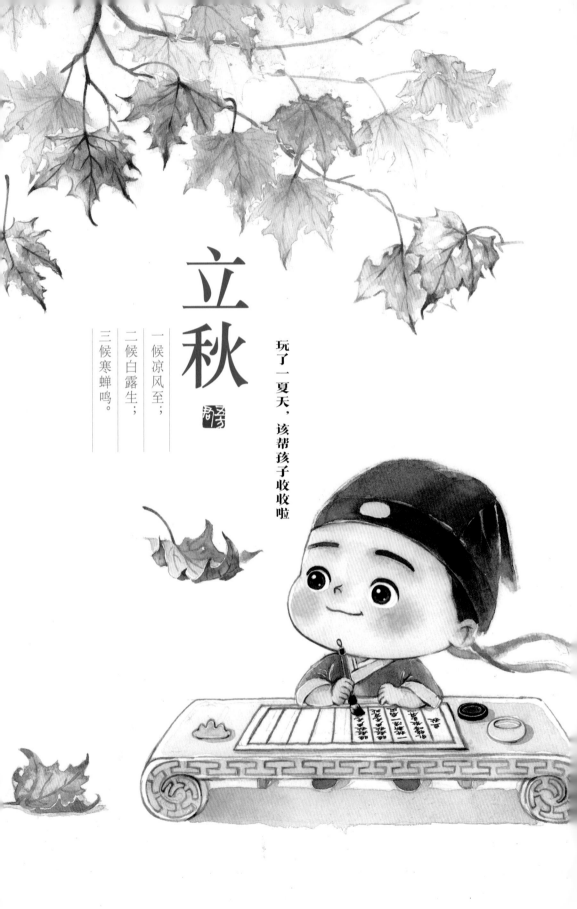

立秋

一候凉风至；
二候白露生；
三候寒蝉鸣。

玩了一夏天，该帮孩子收收啦

（一）日常保健

每当酷暑难耐之时，人们都翘首期盼着秋的到来，好来一阵凉风吹散夏日憋闷的暑气。

《月令七十二候集解》云："七月节，立字解见春（立春）。秋，揪也，物于此而揪敛也。"揪敛，即收敛。天地的阳气经过春生、夏长，在大暑时节则升腾到了极致。当立秋来临之时，它就收到了撤退敛藏的信号，从这个时候开始，天地间的阳气慢慢开始收敛潜降，直至大部分阳气潜藏入地下，那样冬便到来了。

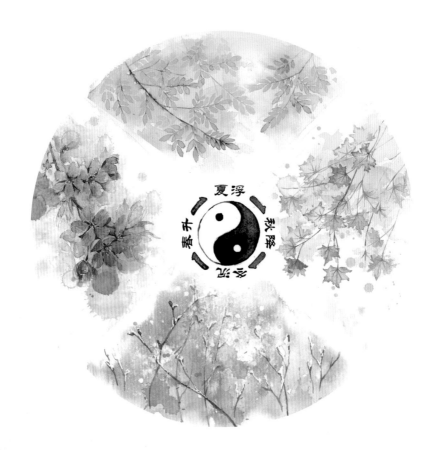

虽然这个时候阳气收到了敛降的信号，但是到秋分之前，阳气仍然浮动于地表之上，所以就算立秋了，我国大部分地区气温仍然较高，故素有"秋老虎"之称。

中医讲究天人相应，人体的阳气对应于天地间的阳气，也会随着四季的变换而呈现升降出入的变化，所以"秋老虎"时节养生的大原则就是养"收"。

1. 收神安志

此时宜早睡早起，对于学龄前的儿童而言，此时宜晚上9点入睡，而年龄稍大的孩子最迟晚上10点也要入睡了，天亮时分即可起床。

2. 收汗敛气

"秋老虎"时节气温仍然偏高，有时出汗难以避免，建议孩子少参与容易引起大量出汗的剧烈运动，中医有句话叫"气随液脱"，不论是血液的流失还是汗液的排出，都会带走人体内流转的气，而在秋季，我们不宜再像在夏天一样大汗淋漓，应当注意气的收敛。

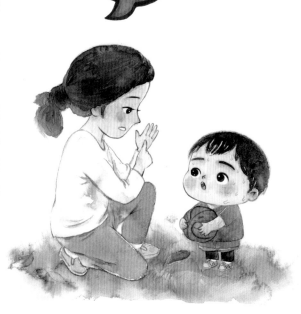

3. 饮食居处

减少寒凉食物的摄入。如果天气依然酷热，且孩子在户外待过，仍然可以用绿豆汤、冬瓜水、莲子粥等来消一消暑气。需要注意的是如果孩子并没有接触户外的暑气，而是全天待在空调房内，则不宜经常食用消暑的食物，因为孩子并没有真正地感受暑邪，若此时食用了绿豆汤或冬瓜水等物，清的就是自身的阳气了，长期食用则会耗伤阳气。对于脾胃虚寒的孩子而言，"秋老虎"时节更应减少西瓜、梨、黄瓜等性味寒凉食物的摄入。

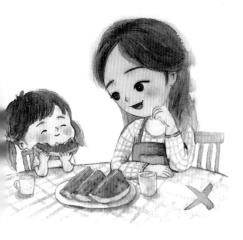

减少开空调的时间。立秋后，很多地方早晚都较凉爽，此时晚间可以尝试不开空调睡觉；即便需要开空调也可以设置定时，在孩子入睡后1~2小时即关闭。

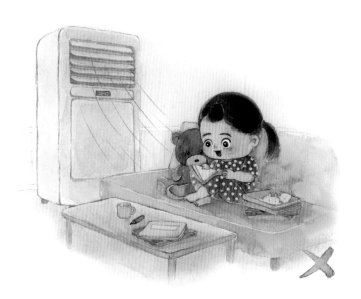

（二）节气保健推拿

立秋
节气保健推拿

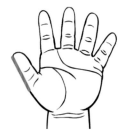
**1.
清补脾经**

【推拿部位】在手掌，大拇指桡侧从指尖到指根。

【操作方法】操作者左手握住孩子的左手，暴露大拇指的桡侧缘，用右手的拇指桡侧缘在孩子拇指指根与指尖之间做往返的推法。

【注意事项】操作须到位，从指根直至指尖。操作频率：每分钟150～250次。

**2.
逆揉尺泽**

【推拿部位】在肘横纹中，肱二头肌腱桡侧凹陷处。

【操作方法】操作者左手托住孩子的肘关节，暴露肘横纹，将右手拇指置于穴位处，做逆时针揉动。

【注意事项】该穴位在肌腱旁凹陷处，故需要稍用力按入穴位中后再逆时针揉动。操作频率：每分钟100～150次。

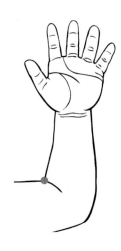

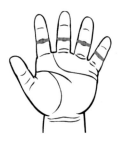
**3.掐揉
四横纹**

【推拿部位】在手掌面，食指、中指、无名指、小指近掌端指间关节（第一指间关节）横纹处。

【操作方法】操作者用左手托住孩子左手手背，暴露出孩子四个第一指间关节横纹，用右手拇指指端分别置于每个横纹上，快速地向下掐三次后再顺时针揉5次。

【注意事项】操作前，操作者需要修剪掉拇指过长的指甲，以免掐破孩子的皮肤。操作无固定频率，只需连贯自然即可。

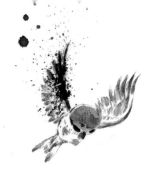

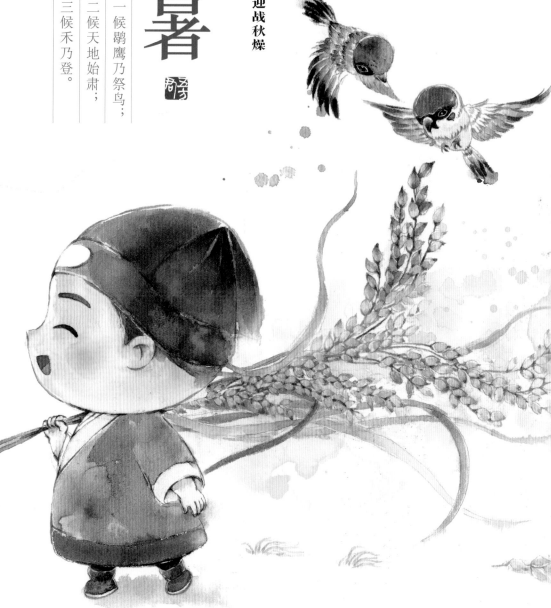

处暑

一候鹰乃祭鸟，
二候天地始肃，
三候禾乃登。

（一）日常保健

《月令七十二候集解》云："处，去也，暑气至此而止矣。"

立秋之后，虽然已经进入秋天，但夏天的余热未消，天气依旧比较炎热，"秋老虎"依旧未远离。不过，好在处暑来了。

处暑是反映气温变化的一个节气。"处"含有躲藏、终止之意，"处暑"表明炎热的暑天将从这一日逐渐结束，气温将逐渐下降，也就是说炎热的夏天即将过去，热到此为止了。

1. 起居养生

处暑节气处在由热转凉的交替时期，自然界的阳气由疏泄趋向于收敛，人体内阴阳之气的盛衰也随之转换。此时应早睡早起，保证睡眠充足，每天可以比夏季多睡1个小时，以晚上9~10点入睡、早晨6~7点起床较为适宜，这样既能顺应阳气的收敛，又能舒展肺气。

处暑时天气逐渐转凉，昼夜温差加大，形成了中午热、早晚凉的现象。此时应注意早晚给孩子适当添衣。但因处暑尚处于初秋，此时暑热尚未完全消退，因此添衣时可遵循"春捂秋冻"的养生原则，不宜一下子添得过多，以宝宝手脚等关节不过凉为宜，可有意识地让身体稍微冻一冻。

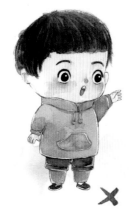

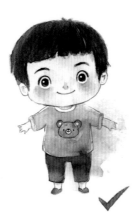

《黄帝内经·脏气法时论》云："肺主秋……肺欲收，急食酸以收之，用酸补之，辛泻之。"

通俗来讲酸味可以收敛肺气，辛味则发散泻肺，由于秋天宜收敛不宜发散，所以可以多吃咸味、酸味的食物，尽量少吃辛辣的食物，比如可以多吃些西红柿、山楂、乌梅等食物。

在这一时节，暑气仍在，降水量减少，空气湿度低，天气逐渐干燥，而燥邪易耗伤肺津，同时因小儿脾胃功能较弱，过食辛辣、油腻容易造成食积，因此这个时节的饮食要清淡，以健脾化湿、润肺滋阴为主。所以，要让孩子多吃新鲜蔬菜水果和流食，如百合、莲藕、莲子、萝卜、西红柿、梨、葡萄、柑橘、苹果、香蕉、大枣及汤、粥等。这样不但有利于维生素的补充，还能够增加水分的摄入，不宜食用辣椒、胡椒等辛热食物，更不宜吃烧烤食品，以免加重秋燥的症状。

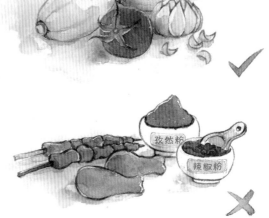

此外，还应让孩子多喝水，最好是温开水，以保持肺脏与呼吸道的正常湿润度。

3.
其他方面

平时要经常在孩子的脸、手等部位涂抹儿童专用的润肤品，特别容易干燥的部位应多涂些，如脸颊、额头等。如果孩子的皮肤平时就比较干燥，可以洗澡时在浴盆中滴几滴润肤油，洗完澡后再全身涂擦润肤品，这样对预防皮肤疾病的发生有帮助。出门时，如果有风沙，可以给孩子戴上手套、帽子及口罩，避免皮肤暴露在干燥的环境中。室内则要保持一定湿度，勤开窗通风。同时，要告知孩子平时不要用手挖鼻孔、反复舔口唇，以免加重秋燥症状。

（二）节气保健推拿

处暑
节气保健推拿

1.
揉照海

【推拿部位】在足部，内踝高点正下缘凹陷处。

【操作方法】让孩子双脚平放于地面，操作者双手拇指置于穴位处，做无顺逆方向的揉动。

【注意事项】注意穴位在凹陷处，不要按在骨面上。操作频率：每分钟100~150次。

【推拿部位】在小腿内侧，当胫骨
　　　　　　内侧髁下方凹陷处。

【操作方法】操作者左手扶住孩子
　　　　　　小腿肚以固定，右手
　　　　　　拇指置于穴位处，做
　　　　　　无顺逆方向的揉动。

【注意事项】该穴位位置较深，需
　　　　　　稍用力按压后再揉
　　　　　　动，且该穴酸痛感
　　　　　　较强，孩子可能会抗
　　　　　　拒不配合，可以调整
　　　　　　力度，找到孩子可以
　　　　　　接受配合的力度。
　　　　　　操作频率：每分钟
　　　　　　100～150次。

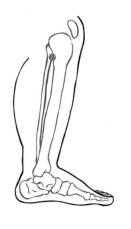

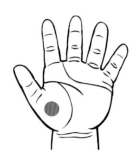

【推拿部位】在手掌面，大鱼际顶面。

【操作方法】操作者左手固定孩子左手，露出大鱼际肌，以右手拇指指腹或侧
　　　　　　缘来回推。

【注意事项】在固定孩子的手时，不宜抓握得过紧，以孩子无法轻易挣脱为
　　　　　　度；右手做推法时，应以肘关节为支点带动拇指来回运动，不宜
　　　　　　单纯地以拇指来回推，否则容易造成肌肉劳损。操作频率：每分
　　　　　　钟150～250次。

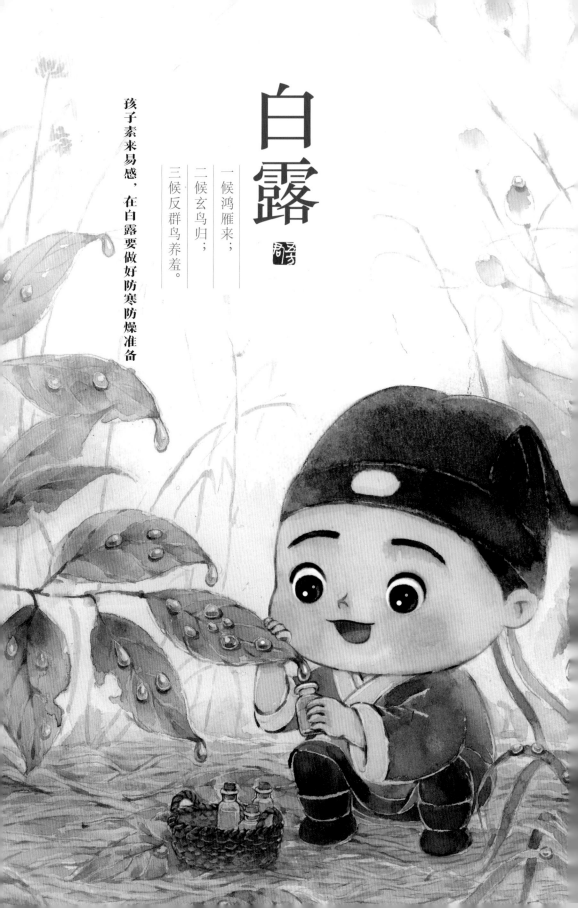

白露

一候鸿雁来；
二候玄鸟归；
三候反群鸟养羞。

孩子素来易感，在白露要做好防寒防燥准备

（一）日常保健

　　白露是夏秋相交的一个重要节气。在它之前的处暑节气表示夏天的结束，之后的秋分表示昼夜平分，秋意渐浓。民间有个说法，叫"处暑十八盆，白露勿露身"，意思是处暑的时候还可以天天洗一大盆水的澡，白露之后就要减少赤膊露体的机会了。人体如果能够比较好地顺应自然环境的变化就能够保持健康。夏天的时候，阳气是向外向上的，而到了秋季，阳气就要开始向内向下收敛了。白露就是启动这个向内和向下趋势的重要转折点。

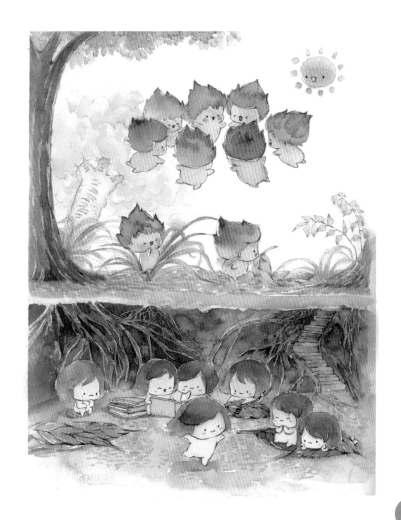

人们常说"春捂秋冻"，而白露节气又不能赤膊露体，那到底该怎样做呢？其实两者并不矛盾。秋冻就是为了协助阳气的收敛。自然界中冷的、寒性的东西更容易往下走，热的、温性的东西才往上走。秋天为了能使阳气更好地降下来，并收藏到身体里，需要借助自然界的寒凉之气。所以这个时候千万不要一下子穿得太多，需要慢慢地增加穿衣量。否则，如果阳气收藏得不好的话，整个秋冬季都容易生病。

其实秋冻与白露节气需要保护好身体的一些重要部位是不矛盾的，这些重要部位包括后颈、腹、肘、膝和脚。也就是说，白露的时候既要保护好这些部位，又不宜穿得过厚，因而，"薄衣御寒"就是一个不错的选择。尤其是平时就容易出现感冒、发烧、咳嗽等上呼吸道症状的孩子，也就是民间所说的"易感儿"，这些孩子平时肺气就有不足，身体的抵抗能力有限，比一般孩子更容易遭受外邪的侵袭。他们在白露的时候更应该做到以下几点。

1 穿薄薄的长衣裤、袜子等，以能遮盖住肘、膝、踝等关节，又不会觉得热为度。

2 应尽可能避免后颈部位着凉，可常备一些可以遮盖住后颈的薄背心。

3 睡觉的时候要注意腹部的保暖，但也不能盖得太多。

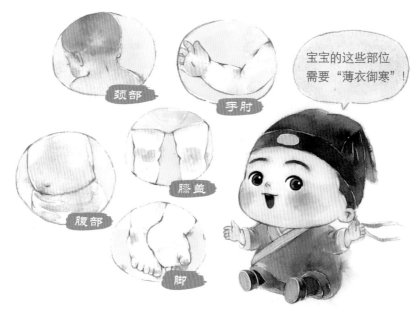

颈部

手肘

膝盖

腹部

脚

宝宝的这些部位需要"薄衣御寒"！

（二）节气保健推拿

白露
节气保健推拿

**1.
清大肠**

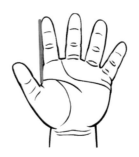

【推拿部位】在手部，食指桡侧缘，指尖至虎口成一条直线。

【操作方法】操作者左手虎口插入孩子左手的食指和中指间，用拇指压扣住孩子的拇指，固定并充分露出孩子食指桡侧缘，用右手的食指和中指自虎口推向指尖。

【注意事项】穴位的操作需从虎口开始，而非食指指根，注意力度要均匀地到达孩子指尖，不要到指尖之前就停下。操作频率：每分钟150～250次。

2. 逆揉曲池

【推拿部位】在肘横纹外侧端，曲肘90度，肘横纹头与肱骨外上髁连线的中点。

【操作方法】屈曲孩子的肘关节成90度，并用一只手托住，另一只手的拇指置于穴位处，做逆时针揉动。

【注意事项】操作时曲肘90度，便于取穴。此处肌肉较手部稍厚，故需稍用力按入穴位后再揉动。操作频率：每分钟100~150次。

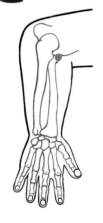

3. 运水入土

【推拿部位】在手掌面，从小指指尖起，经小指指根小鱼际、小天心、大鱼际、大指指根至大指指尖。

【操作方法】操作者左手托住孩子的左手，将拇指置于小指指尖处，从此处开始经过小鱼际、小天心、大鱼际、大指指根治大指桡侧缘运至大指指尖成一弧线。

【注意事项】整个过程需均匀流畅并紧贴皮肤，手从大指指尖回移至小指指尖时需腾空，不可接触孩子皮肤。操作频率：每分钟100~150次。

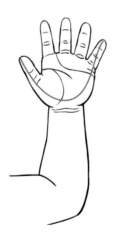

秋分

一候雷始收声；
二候蛰虫坯户；
三候水始涸。

燥邪初至，别怕，我们有法宝

（一）日常保健

《春秋繁露·阴阳出入上下篇》记载："秋分者，阴阳相半也，故昼夜均而寒暑平。""分"即为"半"。在这一天，太阳直射点南移至赤道，一日的时间昼夜对半平分，同时它也预示着秋已悄然无声地过了一半。

自立秋以来，自然界的阳气趋于下降、内沉、收敛和潜藏，阴气开始上升、外浮、疏泄和生长，这样的动态运动在秋分这一天达到平衡，天地间阴阳相半，故昼夜均而寒暑平。秋分过后随着阳气的继续潜藏，天气会一天天冷起来。

1. 起居养生

俗话说："白露秋分夜，一夜冷一夜。"秋分时，昼夜温差加大，早晚应注意给孩子添衣保暖。人体内的阴阳之气会顺应自然界中阴阳的变化，阳气逐渐收敛潜藏，阴气逐渐疏泄生长。在秋分时节，人体的阳气如同一扇门刚好关到一半。这个时候，对孩子的养护在注意预防秋燥的基础上，还要注意勿动阳气，勿扰乱阳气收敛潜藏的枢机。

《素问·四气调神大论》曰："秋三月，早卧早起，与鸡俱兴。"可见秋天是一个要注意养收的季节，在这个季节不宜让孩子晚睡，同时入夜之后也不宜做剧烈运动，应安神宁志，可以做些平缓的互动游戏。

饮食养生

　　秋分时气候干燥，燥邪易伤肺，孩子在此时容易出现皮肤和口唇干裂、口干咽燥、大便干结、咳嗽少痰等症状。在饮食方面宜食用清淡易消化之物，还应多食用有润肺生津、滋阴润燥功效的食物，如芝麻、藕、百合、荸荠、甘蔗、蜂蜜等。其中百合因味微苦，性平，具有润肺止咳、清心安神的作用，故特别适合在此节气食用。但百合性偏凉，胃肠功能差的孩子应少吃。

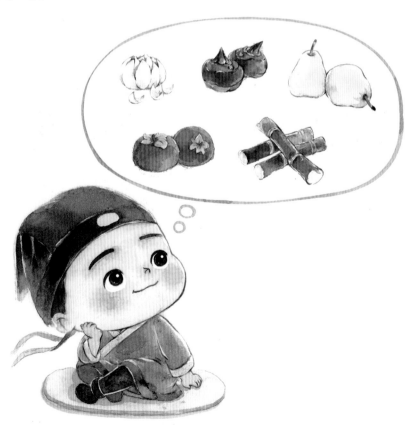

此外，孩子还可以经常吃山药。山药性平，味甘，有固肾益精、健脾益胃、润肺止咳、止泻化痰的功效，且山药还具有阴阳兼补、不燥不腻的温补特点，特别适合在秋分时食用。另外还可多吃些具有润肺润燥作用的新鲜瓜果和蔬菜，如梨、柿、柑橘、香蕉、胡萝卜、冬瓜，以及银耳、豆类和豆制品等。

中医学认为，苦性燥，苦燥之品易伤津耗气。因此，秋季饮食应忌苦燥。此外，一定要少吃具有辛味的葱、姜、韭、蒜、椒等，因为辛辣难化之物易扰动原本"放假休息"的脾阳。中秋将至，应注意不要让孩子过多食用月饼。

（二）节气保健推拿

秋分
节气保健推拿

1. 分腹阴阳

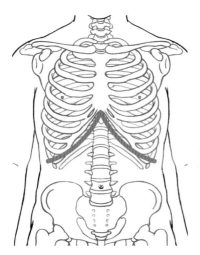

【推拿部位】在腹部，从剑突起，沿肋弓至腋中线。

【操作方法】让孩子平躺，暴露腹部或隔着一层薄衣，两手拇指并拢置于剑突下并沿着肋弓向两边分推，推至腋中线处，拇指抬离孩子身体收回到前正中线上剑突下方的位置，再向两边分推（不需要沿着肋弓），重复操作直至分推到肚脐水平，再回到剑突下。

【注意事项】从剑突水平一直分推到脐水平算一组完整的分腹阴阳的操作。整个操作是一个逐渐下移的过程。操作频率：每分钟24～30组。

2. 逆运内八卦

【推拿部位】在掌面，以掌心为圆心，以掌心至中指指根距离的2/3为半径所做之圆圈。

【操作方法】操作者左手握住孩子的左手，充分暴露孩子的左手掌面，根据操作者的习惯用以右手拇指或中指为主、食指和无名指为辅的三指在内八卦的圆周上做逆时针的运法。

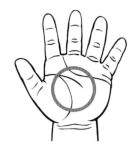

【注意事项】操作时眼睛看着孩子的手心，心中想象出圆圈，手在圆圈上操作，做到心到、眼到、手到。操作时注意要把圈画圆，避免画成椭圆；要保证圆圈上每个点受力均匀，尤其是孩子的大鱼际肌是隆起的，会影响运法的操作，因此操作者可以用左手将孩子的左手拇指下压，使大鱼际处相对平坦，便于操作；要时时牢记圆圈的半径只有掌心至中指指根距离的2/3，不需要画太大。操作频率：每分钟100~150次。

3. 揉涌泉

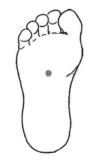

【推拿部位】足底第二、第三趾缝纹头端与足跟连线的前1/3与后2/3交点上。

【操作方法】用拇指或者中指按在该穴做无顺逆方向的揉动。

【注意事项】孩子如果不配合，乱蹬脚，可以用一手手心轻轻握住孩子足跟部位，另一手进行操作，也可以等孩子入睡后再进行操作。操作频率：每分钟100~150次。

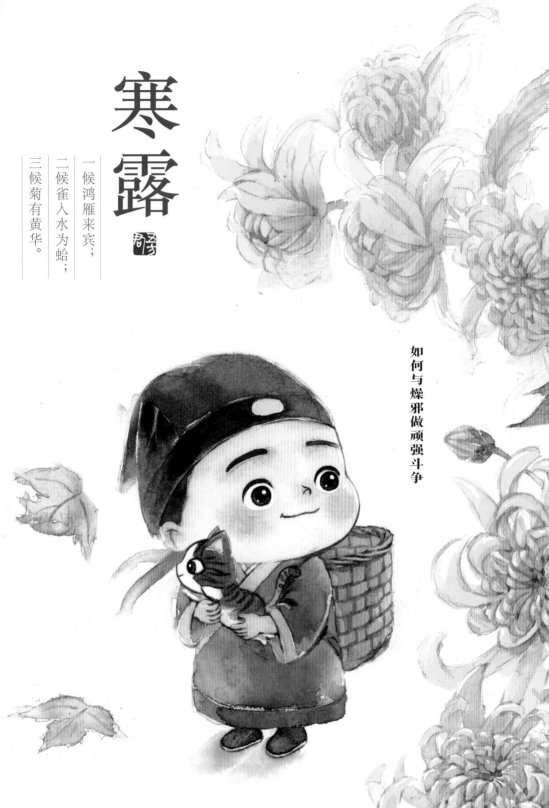

寒露

一候鸿雁来宾；
二候雀入水为蛤；
三候菊有黄华。

如何与燥邪做顽强斗争

（一）日常保健

寒露的到来，表示南方进入秋季了。《月令七十二候集解》说："九月节，露气寒冷，将凝结也。"指寒露时气温比白露时更低，地面的露水更冷，快要凝结成霜了。白露、寒露、霜降三个节气，都与水汽凝结现象有关，而寒露是气候从凉爽到寒冷的过渡。此时，南方入秋，北方有些地方即将入冬。

从寒露时节起，雨水渐少，天气干燥，气温下降，昼热夜凉。从中医角度说，这个节气的气候特点是燥邪当令，而燥邪最容易伤肺伤胃。此时，人体汗液蒸发较快，常出现皮肤干燥、皱纹增多、口干咽燥、干咳少痰，甚至毛发脱落和大便秘结等现象。同时，病毒的致病力增强，感冒和腹泻在该时期容易流行，因此，小孩和老人要注意保暖，保持合适的室内湿度，适当使用护肤霜等保湿品，合理起居和饮食，注意补充水分，以减少发病。养生的重点是养阴防燥、润肺益胃，避免因剧烈运动、过度劳累等而耗散精气津液。

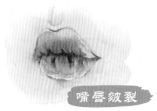

嘴唇皲裂

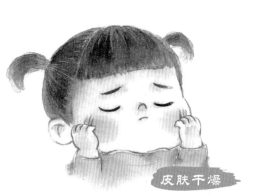

皮肤干燥

在饮食上应少吃辛辣刺激、香燥、熏烤的食品，早餐应吃温食，可适当搭配药膳。宜多吃核桃、银耳、萝卜、番茄、莲藕、百合等有滋阴润燥、益胃生津作用的食材，多吃雪梨、香蕉、哈密瓜、苹果、水柿、提子等水果。

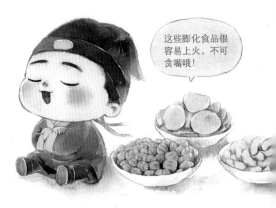

这些膨化食品很容易上火，不可贪嘴哦！

（二）节气保健推拿

寒露
节气保健推拿

1. 清肺经

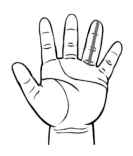

【推拿部位】在手掌，无名指指根至指尖成一直线，或无名指末节螺纹面。

【操作方法】让孩子左手掌心向上，操作者用左手固定孩子左手，暴露无名指，右手食、中二指或食、中、无名三指自孩子无名指指根单方向推至指尖。

【注意事项】固定孩子的手是关键，既要牢固又不能使蛮力，既要保证顺利操作，又得让孩子觉得舒服。要点：用左手拇指与其他四指配合，从孩子无名指的下方将孩子的小指、中指、食指与拇指抓握在手中。操作时需从指根完整地操作到指尖，不可过早抬离孩子的无名指。操作频率：每分钟150～250次。

2. 合手阴阳

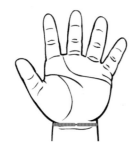

【推拿部位】在手腕，手掌面腕横纹处；拇指侧为阳池，小指侧为阴池。

【操作方法】用双手捧起孩子的左手，使其掌心朝上，用无名指及小指向下微压孩子的手掌，更好地暴露腕横纹，以双手的拇指从手腕两侧的阳池、阴池开始推向腕横纹中点。

【注意事项】双手力度均匀，频率一致，需从手腕两侧一直推到腕横纹中点。操作频率：每分钟150～250次。

3. 推四小·横纹

【推拿部位】在掌面，食指、中指、无名指、小指掌指关节横纹处。

【操作方法】将孩子的四个手指并拢握好，暴露四个手指的掌指关节，用右手拇指的桡侧缘在四个横纹上做来回推的动作。

【注意事项】孩子的四指须并拢，操作要连贯、完整，四条横纹都要推到，中间不可有间断。操作频率：每分钟120～150次。

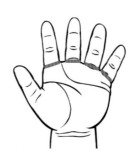

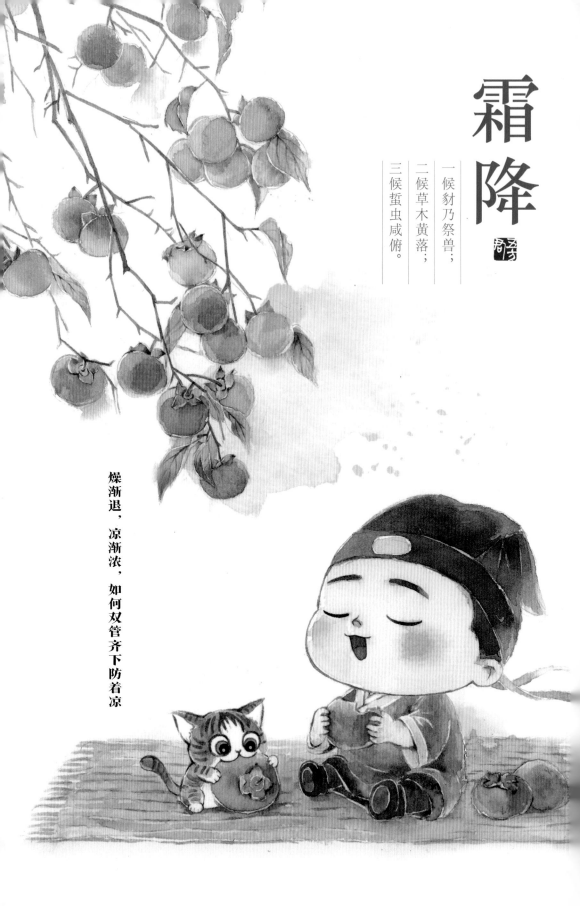

霜降

一候豺乃祭兽；
二候草木黄落，
三候蜇虫咸俯。

燥渐退，凉渐浓，如何双管齐下防着凉

霜降是秋季的最后一个节气，有天气渐冷、开始降霜的意思，是秋季与冬季的过渡时期。

在这一时节，由于儿童免疫系统发育不完善，机体对温差变化剧烈的环境适应性较弱，因此骤然降温对其健康有一定的威胁，容易使儿童患呼吸道感染、腹泻、消化不良、手足口病等疾病。

这一时节的预防保健不仅可以预防秋季常见疾病的发生，还能够为寒冬的到来储备足够的抗病能力。具体来说，妈妈们平时应该注意以下问题。

1. 起居养生

由于天气逐渐转凉，昼夜温差大，因此要注意在保持"秋凉"的状态下适当添加衣物。特别要注意足部的保暖，可坚持用温水泡脚以驱寒，预防疾病的发生。由于秋天人体皮肤容易干燥、脱屑，因此平时要注意帮孩子涂抹儿童专用的润肤品，贴身衣服应定期换洗。有哮喘发作史的孩子尤其要注意增减衣服，外出时可戴口罩，避免寒冷空气对呼吸道的刺激。

同时，还可适当加强身体锻炼，通过锻炼增加抗病能力，广播操、散步、慢跑、登山等都是比较适宜的运动方式。但需注意，此阶段运动健身的量不易过大，也不宜太剧烈，以微微出汗为宜。

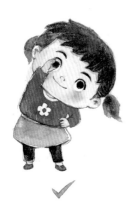

✓

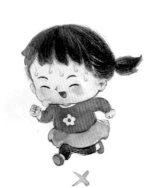

✗

**2.
饮食养生**

霜降节气时在饮食上宜进补。民间有谚语说"补冬不如补霜降",强调霜降进补的重要性。比起冬天的进补,霜降时节的秋补会更有效果。养生应以保暖、润燥、健脾、养胃为主。这个时节常用的进补中药有党参、白术、茯苓、沙参、麦冬、百合、玉竹、杏仁、贝母等。不过从中医的角度来看,"药补不如食补",尤其是小孩子,一般不需要特别吃补品,建议食用补品前咨询专业医生。

由于霜降节气里天气干燥、降水少、空气湿度低,宝宝容易出现口干舌燥、大便干结的症状,妈妈们还需要让孩子多喝水,并且在饮食上进行调节,以顺应节气,如多吃一些酸味的水果蔬菜,多喝白开水、豆浆、果汁等。新鲜蔬果具有润燥通便的功能且富含水分,多食可补津液。梨、苹果、柿子、甘蔗、枇杷、芋头、胡萝卜、白薯、山药、莲藕等为这个时节适宜的养生蔬果,可多吃。忌食刺激性强的食物,忌暴饮暴食,还要注意腹部的保暖。容易反复咳嗽及患有慢性支气管炎的孩子,可多吃具有生津润燥、宣肺止咳作用的食物。

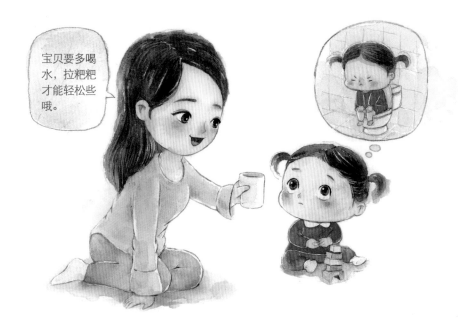

（二）节气保健推拿

霜降
节气保健推拿

1. 揉二扇门

【推拿部位】在掌背，中指指根两侧凹陷中。食指、中指交界处为一扇门，中指与无名指交界处为二扇门。

【操作方法】将孩子左手掌心向下并托住孩子手掌，操作者右手的食指和中指分别置于中指根两侧凹陷中做无顺逆方向的揉动。

【注意事项】该穴位在骨缝间，故当在骨缝凹陷中操作，而非在指蹼上。操作频率：每分钟100～150次。

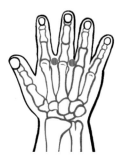

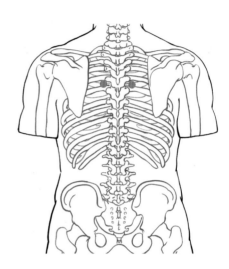

2. 顺揉厥阴俞

【推拿部位】在背部，第4胸椎棘突下，旁开1.5寸。

【操作方法】双手拇指置于穴位处顺时针按揉，亦可用一只手的食指和中指分别置于穴位处进行按揉。

【注意事项】背俞穴的定位需要借助骨度分寸法：肩胛骨内侧缘到后正中线的距离为3寸；肩胛骨下角平对第7胸椎棘突下。所以找第4胸椎，可以先找到第7胸椎后再往上数3节。数胸椎的棘突需要耐心，慢慢摸，摸清楚。注意两侧穴位都是顺时针方向揉，而不是一侧顺时针、一侧逆时针。操作频率：每分钟100～120次。

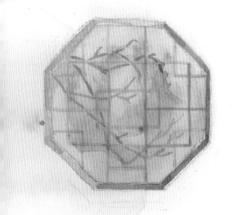

立冬

一候水始冰；
二候地始冻；
三候雉入大水为蜃。

开启冬日副本，该如何打好御寒基础

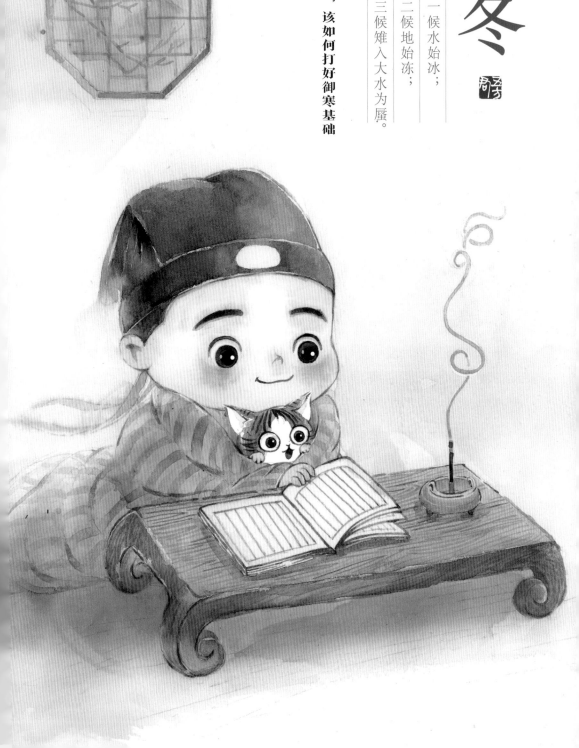

（一）日常保健

立冬是二十四节气中第十九个节气，也是冬季的第一个节气。《月令七十二候集解》曰："立，建始也；冬，终也，万物收藏也。"立冬也就是冬季开始、万物收藏、规避寒冷的意思，与立春、立夏、立秋合称"四立"。从我们之前提到的"秋冻"，到"冬补"，整个过程都是在帮助人体的阳气更好地像《黄帝内经》里说的那样"闭藏""养藏"起来。只有冬天"藏气"足，春天的"生气"才会足，所以做好冬天的"藏"至关重要。那么孩子的阳气该怎么藏呢？请看立冬"藏阳"小妙招！

《素问·四季调神大论》指出："冬三月，此谓闭藏，水冰地坼，无扰乎阳，早卧晚起，必待日光……此冬气之应，养藏之道也。"但是孩子的阳气盛，向上向外的力量比较强，主观上来说，孩子是不喜欢早睡的。所以不少孩子到了晚上即使很困，仍要硬撑着找人玩。不过，家长要清楚，一年有四季，一天也有四季。晚上9点到凌晨3点是一天中的"冬季"时间，可以借着这个天地都要入睡的钟点，顺势让孩子入睡。这就叫"顺应天地之势"，孩子在这个时间会比其他时间更容易入睡，达到事半功倍的效果。尤其是立冬以后，"早卧晚起"就是帮孩子藏阳气的好办法。

晚上睡前帮孩子用温热的水泡泡脚，将一天都在外、在上运行的阳气，引至身体的下半身，引到体内来，既有助于孩子尽快入睡，亦有助于阳气的养藏。

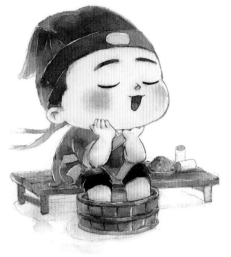

对于平时容易感冒，或反复呼吸道感染的孩子，可在温水里面放一些艾叶（简单的做法是将艾条里的艾绒，用开水浸泡后放温再泡脚），以驱风寒。

（二）节气保健推拿

立冬
节气保健推拿

1.
擦八髎

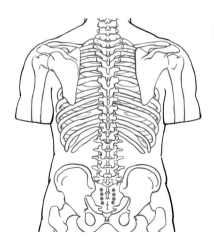

【推拿部位】在背部，骶骨第一、二、三、四对骶后孔处。

【操作方法】让孩子趴着，暴露腰骶部，操作者用全手掌面贴于孩子的骶部，稍用力下压，并在与孩子身高垂直的方向做直线往返运动。

【注意事项】操作时可以用衣服或被子遮盖住局部，将手伸进去操作，以免着凉，操作过程需紧贴皮肤，并擦至局部发热，使热量渗透。动作要既轻柔又快速，擦热局部皮肤及皮下组织，但千万不能擦破皮肤。按摩介质的用量可适当增加。操作频率：每分钟150～250次。

2.
顺揉关元

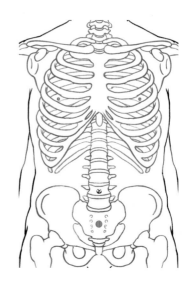

【推拿部位】在下腹部，前正中线上，脐中下3寸。

【操作方法】让孩子平躺，暴露肚脐下方的部位，操作者右手拇指或中指指腹置于穴位处做顺时针的揉动。

【注意事项】以孩子食指、中指、无名指、小指并拢后的宽度为3寸进行简便取穴。同样需要注意保暖，可以在衣物或被子下操作，操作前应让孩子解一次小便以免揉按时孩子感觉小腹胀满不适。操作频率：每分钟100～150次。

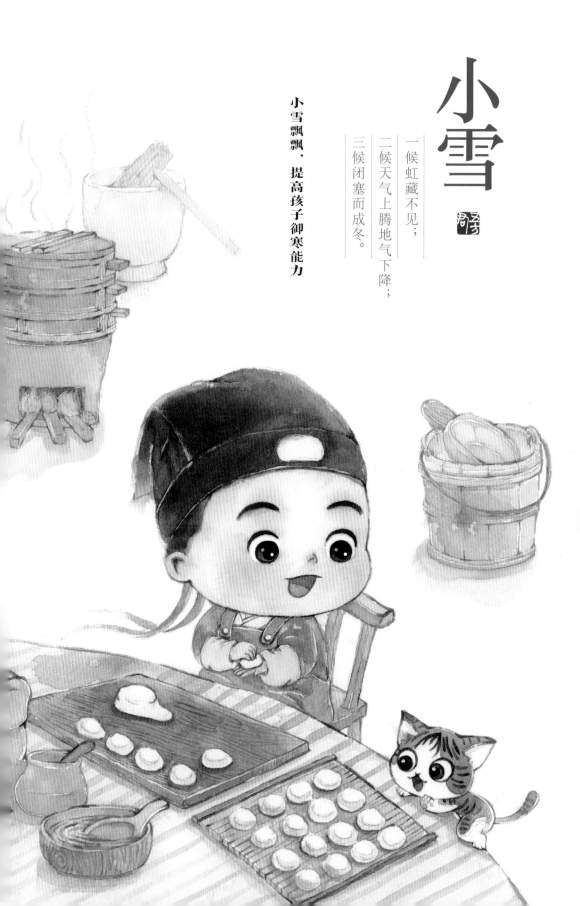

小雪

一候虹藏不见；
二候天气上腾地气下降；
三候闭塞而成冬。

小雪飘飘，提高孩子御寒能力

（一）日常保健

小雪时节气寒而将雪，地寒未甚雪未大，故名小雪。此时阳气下降，阴气上升，而致天地不通，阴阳不交，万物失去生机，天地闭塞而转入严冬。

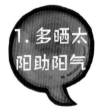

1. 多晒太阳助阳气

中医十分重视阳光在提振人体阳气方面的作用。在冬季，大自然和人体都处于阴盛阳衰的状态，故常常带孩子晒太阳，能起到强壮阳气、温通经脉的作用。现代医学研究表明，冬季适当晒太阳，有助于体内生成维生素D，促进钙的吸收，改善5-羟色胺分泌，使孩子每天都有好心情。

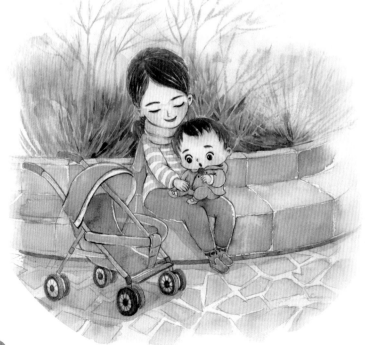

小雪时节天凉渐冷，要做好御寒保暖工作，预防感冒。平日可多给孩子做头面部按摩，用两手掌相互摩擦至热，先在面部按摩64次至微发热，再用手指自前头顶至后头部、侧头部做梳头动作64次，使头皮发热。北方地区开始供暖后，户外寒室内暖，进进出出温差大，也容易感冒，因此要注意做好防护，每次即将出门到较寒冷的环境之前，都要帮孩子做头面部按摩，以增强抵抗力。

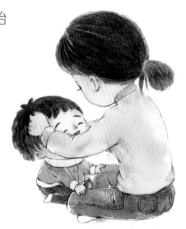

3. 少食辛辣清内火

该节气里，天气相对干燥，且孩子穿衣普遍严实，体内的热气不易散发，若水分补充不够，则容易上火，出现口腔溃疡、便秘或痤疮等问题。因此，要少吃过于辛辣的食物，避免助长"内火"。可以适当多给孩子喝点热汤，比如白菜豆腐汤、菠菜豆腐汤、羊肉白萝卜汤等，既暖和又能滋补津液，预防上火。白菜、白萝卜等都是当季蔬菜，富含维生素及多种微量元素，适合食用。

4. 早睡泡脚多锻炼

　　小雪节气如何增强宝宝体质、提高机体免疫力和抗寒能力呢？首先，睡眠要充足。冬季应早睡晚起，尽量做到21点前睡觉，无论如何也不晚于22点休息，起床可比平时稍晚。其次，夜间可用热水泡脚，以刺激足部经络，通行气血，提高抗寒能力。再者，冬天人体多阳气不足，容易感觉发冷，中医认为"动则生阳"，因此应适当增加锻炼活动，如散步、打乒乓球、跳绳等，但不宜太剧烈，以免伤气血。

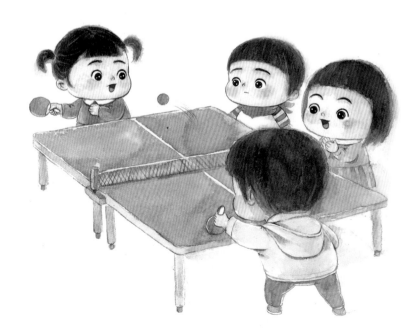

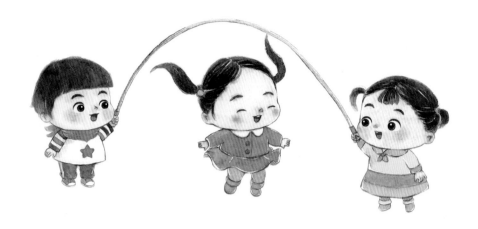

（二）节气保健推拿

小雪
节气保健推拿

1. 顺揉
一窝风

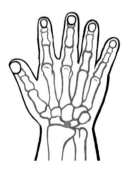

【推拿部位】在手部，手背腕横纹正中凹陷中。

【操作方法】让孩子掌心向下，操作者托住孩子手掌，右手拇指或中指指腹置于穴位处，做顺时针揉动。

【注意事项】该穴是在一凹陷中，可以右手按住穴位，左手托着孩子的手掌上抬，通过反复屈曲孩子的腕部来寻找并感觉这个凹陷的位置。操作频率：每分钟100~150次。

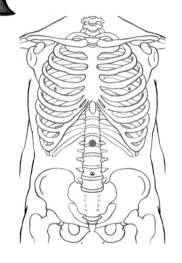

2. 顺揉中脘

【推拿部位】在上腹部，前正中线上，当脐中上4寸。

【操作方法】让孩子平躺，暴露上腹部，操作者右手拇指置于穴位处做顺时针揉动。

【注意事项】注意保暖，可在衣服和被子的遮盖下操作。让孩子的膝盖屈曲可以放松腹部肌肉，孩子便不会觉得揉得不舒服了。应当在空腹或饭后1小时后进行此操作。操作频率：每分钟100~150次。

3. 轻拿肩井

【推拿部位】第七颈椎棘突下与肩峰端连线的中点。

【操作方法】让孩子平坐并站在孩子身后，操作者双手拇指指腹置于肩井穴处，四指并拢自然地搭在肩部前方，拇指与四指协调用力将局部肌肉提拿起来保持2~3秒再放开。

【注意事项】动作轻柔，不宜用蛮力，四指并拢后应用整个平面与拇指协作提拿起孩子肩部的肌肉，避免用四个手指的指腹操作，以提高孩子的舒适度。该操作无特定频率，以操作顺利流畅为度，一般提拿3~5次即可。

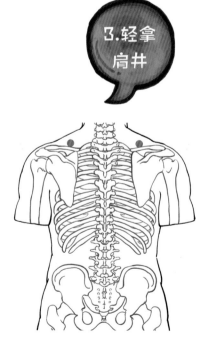

大雪

一候鹖鴠不鸣；
二候虎始交；
三候荔挺出。

大雪纷纷，孩子如何吃吃喝喝不生病

（一）日常保健

大雪，顾名思义，此时的雪更盛，天更寒，人们会本能地吃一些高热量的食物来抵御外界的寒冷，久而久之也就有了冬日进补的习俗。

但是，很多家长似乎对进补有一些小小的误解，认为孩子吃得越快越多越好，特别是到了冬天，一听说该进补了，就买各种大鱼大肉、羊肉牛肉的，换着花样给孩子做。往往有些孩子会特别爱吃某种肉类，家长想到孩子日常别的都不吃，心疼孩子，就会多买一些这种肉给孩子吃，孩子的自我约束力不够强，遇到好吃的、自己爱吃的就会多吃，就算小肚子已经吃得很胀很胀了还会想再吃两口，每每都吃得小肚子圆滚滚的，直打饱嗝。此时的家长会特别高兴，觉得只要给孩子喂饱了，孩子就可以长高长肉了，殊不知，这时候的孩子已经吃伤了……现代社会，要想吃好一点儿不难，但是要想吃对就不容易了。那吃对的关键是什么呢？冬日该如何给孩子"进补"呢？

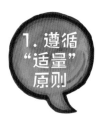

1. 遵循"适量"原则

每一个孩子都是一个独立的个体，我们需要有耐心和孩子讲道理，不要认为孩子听不懂就不讲，其实孩子生来都是很懂事的，只是被我们家长的一些错误的认知与习惯影响了。

一开始就应该让孩子养成少吃零食，有规律、定时定量进食的良好习惯，遇到喜欢吃的东西也要控制摄入量。可以这样和孩子说："我们吃饭不能吃到肚子胀胀的，那样宝宝吃完就容易生病啦，所以我们今天只能吃一个鸡大腿。"

每个习惯的养成，都需要一定的时间慢慢培养，就算之前已经养成不太良好的习惯，家长也可以在每一天的饮食中慢慢调整和纠正，这样孩子也比较容易接受。

另外，每个孩子的体质不同，有的孩子吃得多吃得快，但是消化能力有限；有的孩子先天脾和肾就不怎么强壮，因此胃口也不会太好，吃得也不怎么快。因此，孩子吃多吃少是每个孩子自己的事，不能与其他小朋友比较。每个家长更需要注重的是孩子自身食物的摄入量，可以根据孩子的情绪来判断，情绪稳定，说明胃口和食量基本正常，情绪变化较大时，就要注意孩子是否不舒服了。

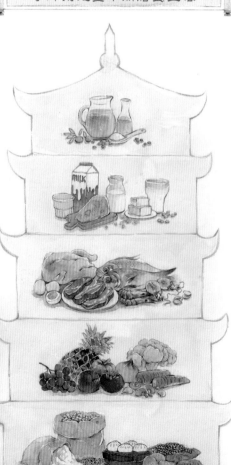

学龄前儿童平衡膳食宝塔

植物油：25~30克

奶类及其制品：
300~400克
大豆类及其制品：
25克

鱼虾类：40~50克
畜禽肉类：30~40克
蛋类：60克

蔬菜类：200~250克
水果类：150~300克

谷类：180~260克
适量饮水

2. 膳食均衡

除了食物的总量要适当以外，肉食所占的量也要适当。那怎样才算适当呢？请看由中国营养学会妇幼分会制定的学龄前儿童平衡膳食宝塔。

总的来说，日常肉类的摄入量要适量，同时提高谷薯类、蔬菜水果、大豆坚果类的摄入量。这里有几个关键点：

1 每天的膳食应包括谷薯类、蔬菜水果类、畜禽鱼蛋奶类、大豆坚果类食物。

2 每天摄入谷薯类食物180～260克。

3 餐餐有蔬菜，保证每天摄入200～250克蔬菜，深色蔬菜应占1/2。天天吃水果，保证每天摄入150～300克新鲜水果，果汁饮料不能代替鲜果。鱼、禽、蛋和瘦肉的摄入要适量。少吃肥肉、烟熏及腌制肉制品。

4 食物多样、谷类为主是平衡膳食的重要特征。

（二）节气保健推拿

大雪
节气保健推拿

1. 顺揉身柱

【推拿部位】在背部，第三胸椎棘突下凹陷处，双侧肺俞的连线中点。

【操作方法】让孩子平坐或趴着，将右手中指置于穴位处，做顺时针揉动。

【注意事项】取穴时可以让孩子低头，这时会看到两个明显突起的骨头，将双手分别按在突起的骨头上，嘱咐孩子转动头部，一般从颈部向下第一个不会随着孩子头部的转动而活动的骨头就是第一胸椎棘突，往下再数两个突起就是第三胸椎棘突，身柱穴就位于第三胸椎棘突下方的凹陷中。如果孩子太小不能配合低头与转头，一般可以取平肩的水平作为第一胸椎棘突的位置开始往下数。操作频率：每分钟100～120次。

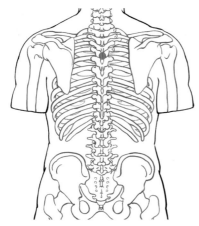

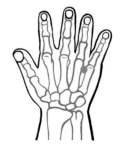

【推拿部位】在手部，手背无名指及小指掌指关节后方凹陷中。

【操作方法】用左手托住孩子的左手，将右手拇指指腹的桡侧缘按入无名指与小指掌指关节后方两掌骨间的凹陷中，并做无顺逆方向的揉动（一般取平行于掌骨的方向）。

【注意事项】此穴在骨缝凹陷中，故需避免单纯地在皮肤上操作，要揉至深处。操作频率：每分钟100~150次。

【推拿部位】整个腹部。

【操作方法】让孩子平躺，暴露腹部，用整个手掌掌面轻贴孩子腹部，做顺时针圆周运动。

【注意事项】注意保暖，可在衣服或被子下操作。力道要柔和均匀，尽量做到皮动肉不动，频率宜慢不宜快，每分钟60~100次。

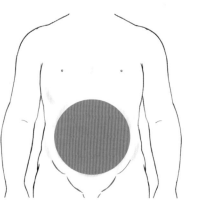

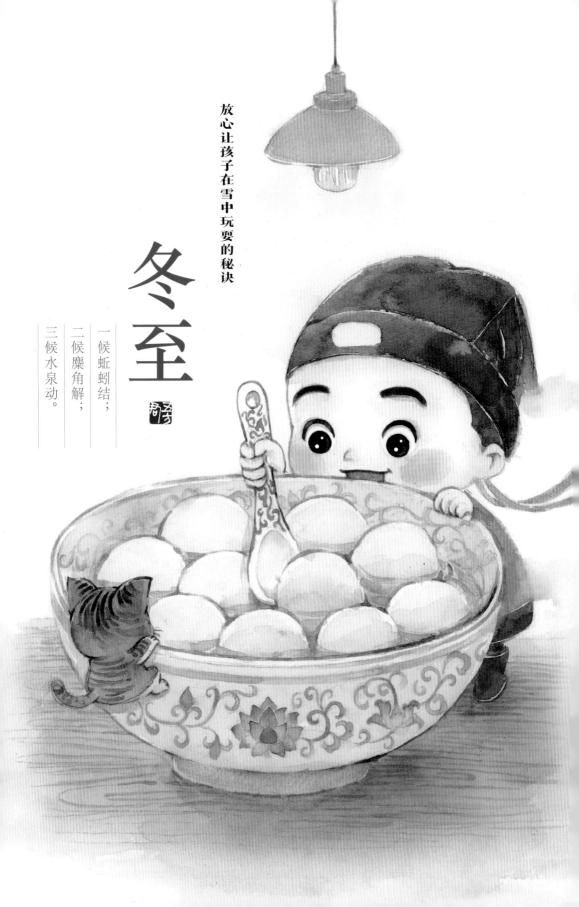

放心让孩子在雪中玩耍的秘诀

冬至

一候蚯蚓结；
二候麋角解；
三候水泉动。

（一）日常保健

冬至俗称"冬节""长至节"等，古人有"阴极之至，阳气始生，日南至，日短之至，日影长之至，故曰冬至"的说法。冬至的到来是阴气盛极而衰、阳气开始萌芽的时候，这一天的白天是一年中最短的一天，过了冬至之后，白天的时间渐渐变长。

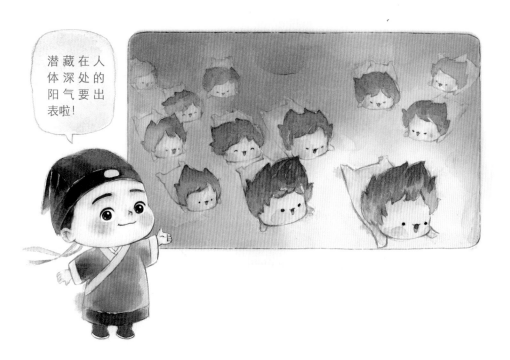

潜藏在人体深处的阳气要出表啦！

从中医学角度来讲，冬至是养生的大好时机，因为冬至是冬三月气候转变的分界线，我们体内的阳气逐渐升发，如在这个时候进补，可扶正固本、培育元气，使闭藏之中萌出活泼生机，有助于体内阳气的升发，增强体质，提高抗病能力，为来年身体健康打下坚实的基础。但是要注意，并不是所有人都需要进补，饮食调理也要针对不同的个体，选择适宜补益的食品，才能达到真正养生的目的。那么对于孩子来说，冬至该如何预防保健呢?

俗话说"冬至大如年",冬至是一个非常重要的传统节日,在北方家家户户有吃饺子的风俗,甚至还流传着"冬至吃饺子不会冻坏耳朵"的说法,在南方则有吃汤圆的习俗。那么孩子适不适合吃饺子和汤圆呢?一般来说,对于1岁以内的孩子,由于咀嚼能力差,汤圆和饺子又比较黏,孩子不易咀嚼,容易噎到,吃进去也不容易消化,所以不建议这个时期的孩子吃饺子和汤圆。1岁以上的孩子,因为已具有一定的咀嚼能力,所以可以适当地吃饺子或汤圆了,但是在吃之前,妈妈应先用食物剪把饺子和汤圆剪成小粒再给孩子吃,以免造成消化不良或吞咽困难。需要注意的是,由于孩子小,脾胃功能发育得还不够完善,所以妈妈们一定不要让孩子吃得太饱,尤其是晚上,否则会引起食积,导致脾胃功能失调,引发其他疾病。

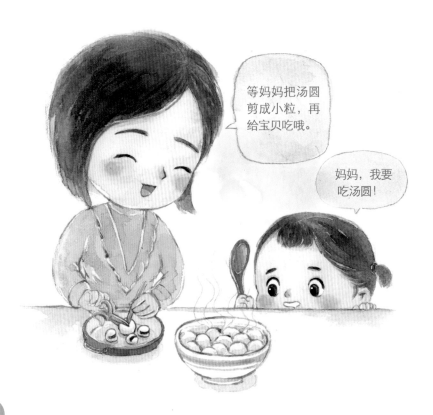

此外，到了冬至之后，天气也即将进入一年中最冷的时候，许多妈妈从防寒的角度出发，大量减少孩子的户外活动。可是妈妈们知道吗？不接地气、缺少运动会让孩子的抵抗力下降呢，所以，即使是冬天也要让孩子动起来，让孩子多到外面晒太阳。可以陪孩子玩老鹰捉小鸡的游戏、打雪仗，或者去户外遛小狗、放小鸭，跟着小动物一起散步也能增加孩子的责任心和爱心呢！

（二）节气保健推拿

冬至
节气保健推拿

1. 顺运内八卦

【推拿部位】在掌面，以掌心为圆心、以掌心至中指指根距离的2/3为半径所做之圆圈。

【操作方法】操作者左手握住孩子的左手，充分暴露孩子左手掌面，根据操作者的习惯以右手拇指或中指为主、食指和无名指为辅的三指在内八卦的圆圈上做顺时针的操作。

【注意事项】操作时可以眼睛看着孩子的手心，心中想象出内八卦的圆圈，手便在这个圆圈上操作，做到心到、眼到、手到。操作时注意要把圈画圆，避免画成椭圆；要保证圆圈上每个点受力均匀，尤其是孩子的大鱼际肌是隆起的，会影响运法的操作，因此可以用操作者的左手将孩子的左手拇指下压，使大鱼际相对平坦，便于操作；要时时牢记圆圈的半径只有掌心至中指指根距离的2/3，不需要画太大。操作频率：每分钟100～150次。

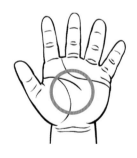

2. 捏脊

【推拿部位】在背部，后背正中线大椎至龟尾成一条直线。

【操作方法】孩子取俯卧位，暴露整个背部，操作者双手食指在后、拇指在前，或双手拇指在后，食指、中指、无名指在前，在后的手指向前轻推孩子的皮肤，并与在前的手指一起提捏起龟尾处的皮肤，随后沿着脊柱正中，自下而上，左右手交替，做推、捏、捻、提的动作，一直操作到大椎穴。

【注意事项】捏脊可以不用介质，需重点操作后背脊柱正中（即督脉），不可着力于膀胱经循线。两手交替配合协调，用力不可过松，整个过程中提捏起来的皮肉不可松掉，但所用之力又不可过大，以免造成孩子的不适。第一次做捏脊的孩子一般都会因疼痛而抗拒，一般坚持一周后这种疼痛可缓解，孩子慢慢开始接受并会渐渐喜爱上捏脊。操作频率没有限定，以操作协调、孩子舒适为度，一般操作3～6次即可。

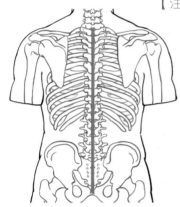

3.提捏大椎

【推拿部位】第七颈椎棘突下凹陷中。

【操作方法】让孩子平坐，操作者站于孩子身后，将双手的拇指和食、中二指分别置于大椎穴两侧，拇指与食、中二指相对用力，提捏起大椎穴处的皮肉，保持2～3秒，松开，再提捏。

【注意事项】不宜太过用力，以皮肉不易松脱、孩子舒适为度。一般提捏5～7次即可。

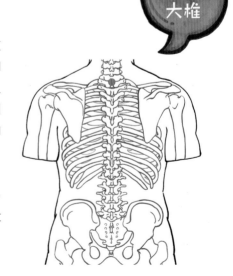

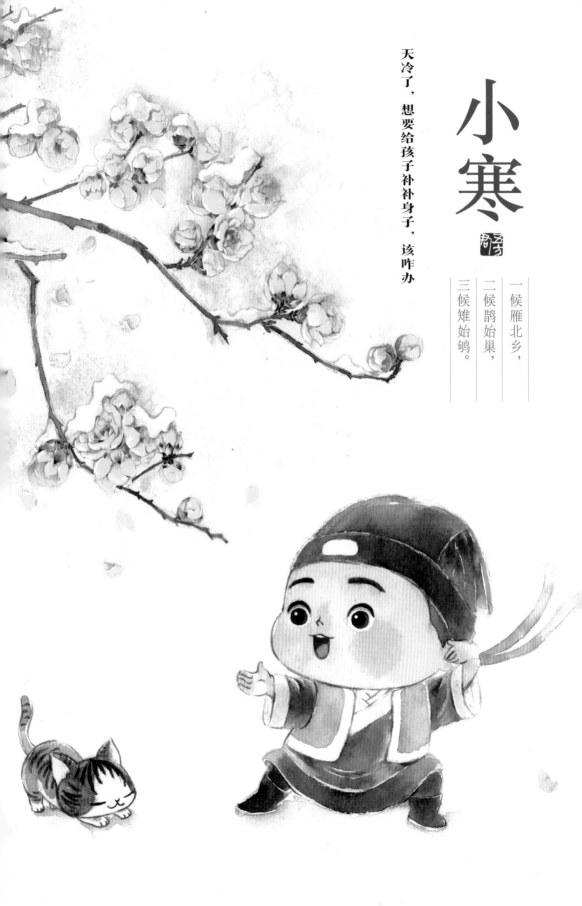

小寒

天冷了，想要给孩子补补身子，该咋办

一候雁北乡，
二候鹊始巢，
三候雉始鸲。

（一）日常保健

　　小寒一到，一年也快要接近尾声了。"三九天"多在小寒这个节气中，是一年中最冷的时候。

　　中医认为寒为阴，最寒冷的节气也是阴最盛的时候。这段时间除应注意防御寒邪外，还可以适当进食一些温性食物。不过，进补适度最重要。中医说"天人合一"，就是强调应该将人放到自然中系统地去看待。在大自然中，保持各种生物和自然界之间的和谐很重要，在人体，人和各种微生物之间的平衡也一样重要。我们知道，人体内有多种、大量的微生物生活在各个部位，其中以肠道中的微生物数量最多，以万亿计。最新的研究表明，这些微生物的不同组合，使得人们对食物的消化能力产生了差别，而且这种差别是巨大的。简单地说就是，由于微生物的不同组合带来的个体差异，导致一些食物对于某一类人是有益的，然而对另一类人却不一定有益，甚至有可能是有害的。

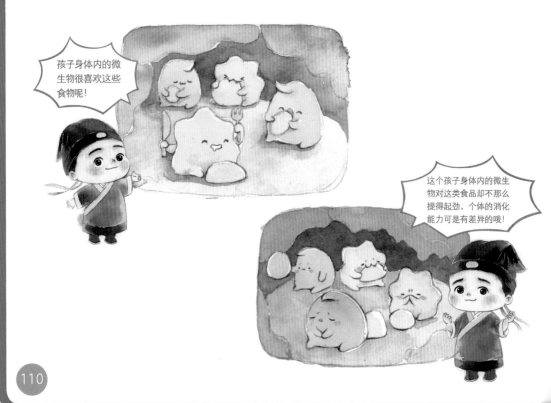

孩子身体内的微生物很喜欢这些食物呢！

这个孩子身体内的微生物对这类食品却不那么提得起劲，个体的消化能力可是有差异的哦！

其实，古人在医书中描述的饮食禁忌理论，就是在提倡个体化饮食。对于孩子而言，一般来说，我们不提倡吃过多补益类的食物。首先，孩子是纯阳之体，自身的生长能力比较强，过补会给身体带来错误的信号，反而减弱其应有的生机。再者，家长认为需要进补的孩子，往往脾胃功能都不是太好，不一定能很好地消化和吸收进补的食物，这些食物反倒可能给胃肠增加额外的负担。第三，即使确实是需要进补的孩子，在进补了一段时间之后，也一定要请专业人士判断一下，进补是否已经达到阶段目标或是否需要调整方法，因为这个时候饮食已经成为治疗方案的一部分，需要配合整体的治疗目的来合理地加以使用。

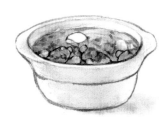

 适用于刚刚患过急性病症，邪已祛，身体仍很虚寒的孩子。

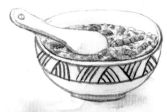

 适用于肠胃疾病的恢复期，或素体肠胃比较弱的一些孩子。

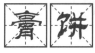 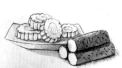 膏或饼的进补方式则适用于消化吸收能力比较强的孩子。

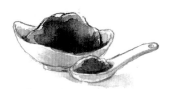

 散和粉是比较容易被吸收的进补方式。

吃补益类的食物有多种途径，如煮成汤或粥，打成粉，或做成膏或饼等，这些就如同中药的入药途径，要辨证，根据需要选用。我们知道中医在治疗急证重证的时候多采用汤剂，因此汤的进补比其他形式的进补要快、要猛，但却不能持久。煮成汤的进补形式适用于刚刚患过急性病症，邪已祛，身体仍很虚的孩子；而粥则比较适用于肠胃疾病的恢复期，或素体肠胃比较弱的孩子；膏或饼则适用于消化吸收能力比较强的孩子；相对简单的进补形式是将食物制成散或粉，常用的食物有芝麻、核桃、杏仁、瓜子、松子、葡萄干等，可根据孩子的体质酌情选用，在比较寒冷的节气中与日常饮食一起，放在饭、汤、粥里分次服用。

（二）节气保健推拿

小寒
节气保健推拿

1.
擦肺俞

【推拿部位】在背部，第三胸椎棘突下旁开1.5寸，左右各一。

【操作方法】让孩子平坐或趴着，暴露上背部，操作者四指并拢，整个手掌面平贴于穴位处，做与孩子脊柱方向垂直的来回快速直线运动，擦肺俞至局部发热。

【注意事项】注意保暖，可在衣服的遮盖下操作，本穴取穴不用特别精准，可以肩胛冈所在水平线为准进行操作。操作全过程手掌需紧贴皮肤，做到既轻柔又快速，擦热局部皮肤及皮下组织，但千万不能擦破皮肤。介质的用量可适当增加。操作频率：每分钟150～250次。

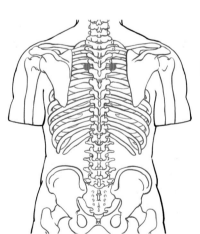

【推拿部位】在手部，小指指根至指尖成一直线或小指末节螺纹面。

【操作方法】操作者左手固定孩子的左手小指，右手食、中二指或食、中、无名三指，自指尖单方向推至小指指根。

【注意事项】操作时固定孩子的手是关键，操作者可用左手的拇指和食指分别捏住孩子左手小指的两侧以固定。操作的起止点须完整，不可过早抬离小指。操作频率：每分钟150～250次。

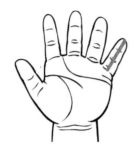

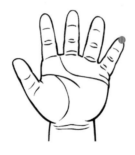

【推拿部位】在手部，小指顶端。

【操作方法】操作者左手固定孩子的左手小指，暴露小指的指端，右手拇指置于穴位上，做顺时针方向的揉动。

【注意事项】力道柔和，揉动时需要吸定位置，做到"肉动皮不动"，操作频率：每分钟100～150次。

大寒

一候鸡乳；
二候征鸟厉疾；
三候水泽腹坚。

（一）日常保健

大寒是二十四节气中的最后一个节气，《授时通考·天时》引《三礼义宗》曰："大寒为中者，上形于小寒，故谓之大……寒气之逆极，故谓大寒。"大寒是一年中最冷的时期，但是过了大寒之后，春天也就不远了，孩子们期待的春游也很快就能实现了。

了解以下常见的问题，可以帮助家长和孩子们做好迎接春天的准备。

1. 大寒节气有什么饮食宜忌？

把握"一热二减三消滞"的原则。大寒时节最冷，所以仍然要保持热食，少吃黏硬、生冷食物，以顾护脾胃阳气；同时由于随后将转入立春，万物生机将来，所以要减少进补食物的量，避免内生燥热，妨碍气机生发；再者，春节前后食物丰盛，但小孩的消化能力不强，因此要注意不宜让孩子吃太饱，合理搭配荤素，多吃些具有健脾消滞功效的食物，如淮山药、山楂、柚子等，以帮助孩子保持正常的肠胃功能。

2. 生活起居方面要注意什么？

大寒时节是生机潜伏、万物蛰藏的时令，此时重点在于"藏"，应该要早睡晚起，白天适当晒太阳吸收阳气；同时要让孩子尽量保持心情平和，不躁不怒，以收敛阳气。此时，做好孩子的防寒保暖很重要，尤其是睡觉时一定要盖好被子或使用睡袋，必要时可以穿棉背心，以免腹部受凉。

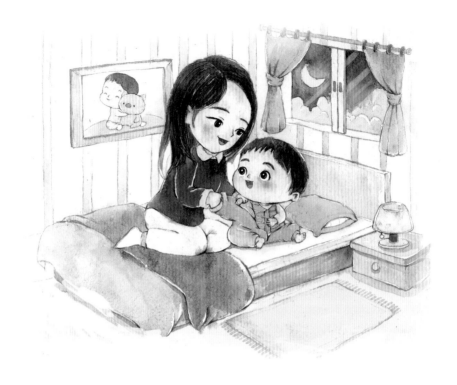

3. 小孩冬天容易感冒或鼻炎发作，有什么方法可以预防吗?

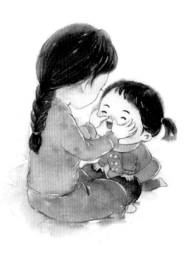

预防感冒或鼻炎，一是可以适当按摩鼻面部的穴位，如上星、迎香、鼻通、太阳等，或者在食物汤水中适当加入姜、葱等配料，以发散风寒、预防感冒。二是每天早晚可用接近体温的温开水调兑的生理性海盐水洗鼻，之后按摩鼻周穴位，以增强鼻黏膜的血液循环和免疫力，缓解鼻塞、打喷嚏等症状。

4. 小孩到了冬天，身上皮肤瘙痒得很厉害，该如何处理？

天冷空气干燥时，有些孩子的皮肤容易出现较严重的瘙痒。此时，一方面要和孩子沟通，让他减少用手搔抓，以免抓破皮肤引起感染。另一方面可用加湿器保持家中湿度，缓解干燥症状。此外，瘙痒得很厉害的孩子，洗澡的次数可根据出汗情况适当减少，过多洗澡容易洗掉皮肤上油脂保护层，加重皮肤干燥情况，沐浴后要适当使用润肤霜保湿。最后要增加饮水量，多吃新鲜蔬菜、水果，少吃辛辣等刺激性强的食物。

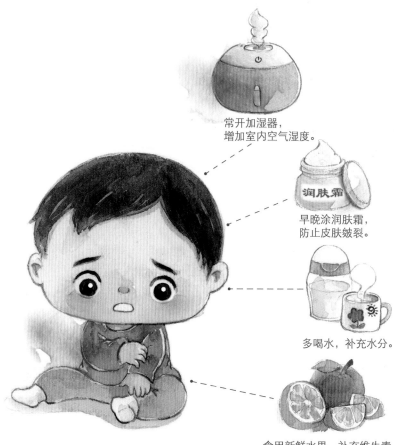

常开加湿器，
增加室内空气湿度。

润肤霜

早晚涂润肤霜，
防止皮肤皱裂。

多喝水，补充水分。

食用新鲜水果，补充维生素。

（二）节气保健推拿

大寒
节气保健推拿

1.
工字擦

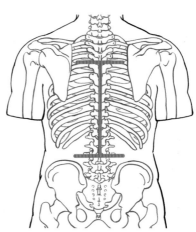

【推拿部位】在背部，呈"工"字形，由上背部肺俞（第三胸椎棘突下旁开1.5寸）所在横线、脊柱正中线及腰部肾俞（第二腰椎棘突下旁开1.5寸）所在横线组成。

【操作方法】让孩子趴着，暴露背部，操作者四指并拢，整个掌面贴于风门、肺俞处做垂直于脊柱的来回快速直线运动；局部发热后将手置于肺俞与肾俞之间的脊柱及脊柱两旁做来回快速直线运动；局部发热后，再将手置于双侧肾俞上，做垂直于脊柱的来回快速直线运动。

【注意事项】注意保暖，可在衣服遮盖下操作，或在有暖气的房间里做。操作至局部发热后才可更换下一个部位操作。操作时要做到既轻柔又快速，要擦热局部皮肤及皮下组织，但千万不能擦破皮肤。介质的用量可适当增加。操作频率：每个局部每分钟150～250次。

2. 顺揉肝俞

【推拿部位】在背部，第九胸椎棘突下旁开1.5寸，左右各一。

【操作方法】操作者双手拇指置于脊柱两旁穴位处做顺时针按揉，亦可用一只手的食、中二指分别置于脊柱两旁穴位处进行操作。

【注意事项】背俞穴的定位需要借助骨度分寸法：①肩胛骨内侧缘到后正中线的距离为3寸；②肩胛骨下角平对第七胸椎棘突下。所以要找第九胸椎，可以先找到第七胸椎后再往下数两节。数胸椎的棘突需要耐心，慢慢摸，摸清楚。操作时要注意两侧的穴位都是顺时针方向揉，而不是一侧顺时针、一侧逆时针。操作频率：每分钟100～120次。

3. 推上三关

【推拿部位】在前臂桡侧，腕横纹至肘横纹成一条直线。

【操作方法】暴露孩子的前臂，操作者左手握住孩子的左手，提起前臂，右手食、中二指或食、中、无名三指自腕横纹桡侧缘（大拇指侧）单方向推至肘横纹桡侧。

【注意事项】操作时让孩子的肘关节低于腕关节水平面，可避免操作者抬着肩膀或肘部操作，比较省力；操作路径必须成一条直线，不可歪曲；操作者仅以指腹接触操作部位，不可用整个手指前部接触，以免操作出来的是一个平面而非直线。操作频率：每分钟100～250次。

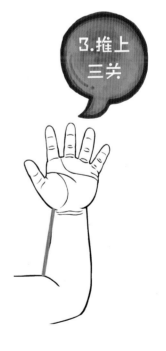

第二部分

小儿推拿常识

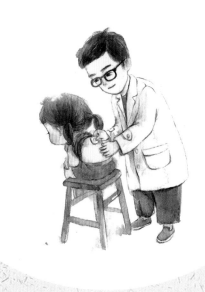

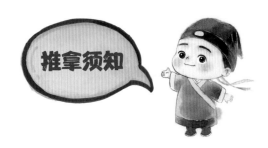

推拿须知

（一）基本原则

1. 手法要点

轻快柔和、平稳着实。"轻"指手法力度轻，"快"指手法频率快，"柔和"指手法要均匀柔和，"平稳"指操作时力度和频率要始终如一，"着实"指操作时要紧贴穴位的表面，轻而不浮。

2. 操作顺序

常用操作顺序：①先上肢，后头面，再躯干，再下肢；②先主穴，后配穴；③先刺激量小的穴位，后刺激量大的穴位。

3. 取穴方法

上肢穴位一般只推左手，无男女之分；其他部位多为双侧穴位，均可推拿。

常用的取穴方法：

（1）自然标志取穴：根据躯体固定标志取穴，如五官、毛发、爪甲、骨节凸起或凹陷等；或根据躯体活动标志取穴，如关节、肌肉、皮肤随活动而出现的孔隙、凹陷、皱纹等。

（2）手指同身寸取穴：以小儿本人手的中指中节长度为1寸，或以拇指指关节的横度为1寸；食、中、无名、小指相并，以掌指第一指间关节横纹（中指）为准线，量取四指横度为3寸，食、中、无名三指相并宽度为2寸，食、中两指相并宽度为1.5寸。

4. 补泻原则

除某些穴位有不同的补泻定义之外，多数穴位的补泻遵循以下一般原则：

（1）向心为补，离心为泻，但清天河水向心为清；

（2）手法力度轻为补，重为泻；

（3）手法频率慢为补，快为泻；

（4）时间长偏于补，时间短偏于泻。

（二）禁忌证

（1）皮肤问题：皮肤若发生烧伤、烫伤、擦伤、裂伤或生有疮疖等，则受伤局部不宜推拿。

（2）急性传染病或感染性疾病：急性传染病，如手足口病、猩红热、水痘、肝炎、肺结核等，注意防止传染；急性感染性疾病，如蜂窝织炎、骨结核、骨髓炎、丹毒等，局部不宜推拿。

（3）肿瘤或骨折：各种恶性肿瘤、骨折、脱位等，局部明显水肿者不宜推拿。

（4）出血性疾病：患出血性疾病者，或正在出血和内出血的部位不宜推拿。

（5）其他：因危重病而极度虚弱者不宜推拿，严重的心、肝、肾疾病需酌情推拿，诊断不明、不知其治疗原则的疾病不宜推拿。

（三）操作前必问

（1）既往得过什么病？

排除禁忌证中的相关疾病，包括传染性疾病、出血性疾病、骨折等。

（2）近期皮肤有没有出过什么问题？

排除禁忌证中的相关皮肤问题。

（3）有没有惊厥病史？

如果有高热惊厥史，在高热时切记不要单纯靠推拿处理，需配合使用退热药或到医院处理！另外推拿时的体位应选择卧位，以避免推拿过程中孩子惊厥发作而摔倒受伤。有类似病史的孩子，建议第一次推拿到医院或其他正规医疗机构中操作。

（四）介质

为减轻摩擦，避免皮肤损伤，提高治疗效果，推拿时宜选用辅助润滑的介质。常用的介质有：

（1）油类：椰子油、橄榄油等，兼具润滑、润燥作用。（推荐使用）

（2）水类：葱白、生姜适量切碎煮水，可用于风寒证。薄荷叶用开水浸泡，可用于风热证。

（3）粉类：医用滑石粉、爽身粉（因粉尘可能被小儿吸入，故一般情况下不推荐使用）。

（五）操作次数

（1）本书所列的穴位操作次数，以1岁或1岁以下小儿为准，2~8岁儿童每增加1岁，次数增加50次。9岁或9岁以上的儿童则以8岁儿童的次数为准，以同样原则增加次数。该原则适用于0~12岁儿童。

（2）针对主要问题的穴位增加操作次数时基本遵循上述原则，配合使用的穴位增加操作次数时可根据情况适当减少增加数量。

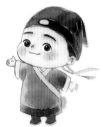

注意事项

1. 专注

推拿过程中要认真操作、态度和蔼、耐心细致、仔细观察。

2. 清洁

操作者应保持两手清洁，指甲修剪圆润，防止操作时伤及小儿；

室内要保持空气流通，温度适宜，不宜过冷或过热，并保持清静整洁，尽量减少不必要人员。

3. 保暖

推拿后应避免吹风，以免复感外邪。小儿进食后不宜马上推拿腹部，推拿后半小时内也不宜进食。如果推拿后小儿出汗较多，更应避风，并适当补充水分，以免复感外邪。

4. 防护

（1）操作时，尽量使小儿保持安静，在有利于手法操作的前提下，使小儿保持尽可能舒适的体位，常用体位有俯卧位、仰卧位、母抱位、坐位、站立位等。

（2）捏脊适用于会翻身且能自行俯卧的小儿。对于尚不能翻身的小儿，操作时应注意力度要轻柔，幅度要小，同时避免口鼻长时间接触床面或衣被，以免影响小儿呼吸。新生儿（28天内）一般不捏脊，如需用时改为自下而上轻揉脊。

5. 善后

（1）推拿后可见局部皮肤适度充血泛红，片刻后可恢复正常，一般不需处理；如操作时力度过大，导致小儿皮下出血，少量时可不予特殊处理，让其自行吸收，瘀血较多者，应适当予以活血疗伤药物处理；推拿导致皮肤破损者，应对局部进行消毒处理，防止感染。

（2）个别推拿手法可导致小儿出汗，只要适度掌握出汗程度，也无碍。操作完毕后，应将小儿的汗液擦干，避免吹风着凉。

第三部分
常见病防治

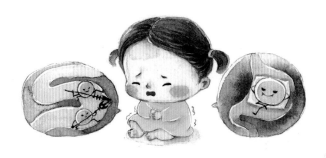

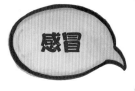

感冒

【常见症状】怕冷、发热、鼻塞、流涕、打喷嚏，可伴咳嗽、呕吐、腹泻等。

【治疗原则】疏风解表。

【推拿处方】

主穴：开天门150次，推坎宫150次，揉太阳300次，揉耳后高骨150次（以上四穴的操作简称"四大手法"）、清肺平肝300次，擦肺俞至局部潮红发热。

配穴：顺运内八卦300次，揉板门200次。

【注意】风寒者加揉一窝风、推三关；风热者加清天河水、擦大椎；伴咳嗽、呕吐时，应改为逆运内八卦；痰多咳嗽时，加揉掌小横纹、擦膻中；食欲不振或呕吐时，加摩腹、揉中脘。如果发热体温较高，或有高热惊厥史，应根据体温及时就医。

【病案】

女，5岁，咽痛、鼻塞流涕2天。

症见：鼻塞，流黄绿色黏稠鼻涕，咽喉轻度疼痛不适，声音少许嘶哑，间中有咳嗽，出汗不多，胃口不佳，睡眠可，大便可，舌尖及两侧红，苔薄黄，脉浮数。

诊断：感冒（风热袭表）。

处方：开天门100次，推坎宫100次，揉太阳300次，揉耳后高骨100次，揉迎香100次，清天河水150次，清肺平肝300次，清脾150次，清胃300次，掐揉四小横纹10次，揉一窝风200次，揉合谷150次，揉人迎150次，擦大椎至发热，挤捏天突出痧。每天推拿一次，共3天。

随访：家长反馈推拿一次后，咽喉疼痛及声音嘶哑好转，咳嗽减少，仍有鼻塞、流涕，胃口变化不大。三次推拿后，无鼻塞流涕及咽喉症状，偶有一两声咳嗽，胃口可。嘱家长继续加强"四大手法"、揉迎香、清肺平肝的操作，随访3天，患儿病情痊愈。

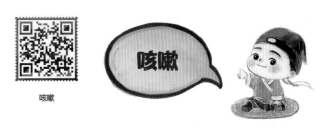

咳嗽

【常见症状】多在感冒后出现，有咳声或伴咳痰，时间可长可短。

【治疗原则】宣肺止咳，佐以疏风解表（感冒）、理气化痰或养阴润肺（久咳）。

【推拿处方】

主穴：逆运内八卦500次，清肺平肝150次，揉二马及掌小横纹150次，顺揉肺俞、脾俞、肾俞各72次，擦肺俞及风门（或艾灸）至局部热，捏脊3～10次。

配穴：分手阴阳150次，顺揉一窝风150次。

【注意】寒者加揉外劳宫、推三关，热者加清天河水、退六腑，痰多者加揉丰隆、擦膻中，久咳者加捏脊、揉二马。

【病案】

男，1岁，咳嗽1周。

症见：咳嗽，痰声重，无鼻塞、流涕，纳欠佳，夜眠不安，需夜奶，舌红，苔白腻，指纹紫，滞于风关。

诊断：咳嗽（脾虚湿蕴）。

处方：清天河水100次，顺运内八卦400次，清肺平肝200次，清补脾250次，推四小横纹200次，揉二马及掌小横纹200次，分推八道20

次，工字擦背至局部发热。共治疗3次。

随访：在医院推拿一次后孩子咳嗽明显减少，之后孩子母亲又按照处方在家中做了两次治疗，患儿就完全不咳嗽了。

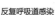
反复呼吸道感染

【常见症状】经常感冒，患儿偏瘦、偏轻、偏矮，身高、体重低于正常儿童标准，毛发稀疏、偏黄偏细，面色无华或㿠白。

【治疗原则】益肺固表。

【推拿处方】

主穴：逆运内八卦300次，补肺经150次，顺揉一窝风150次，揉二马及掌小横纹150次，擦风门及肺俞至局部热，顺揉脾俞、肾俞各72次，捏脊3~10次。

配穴：分手阴阳150次，揉板门300次，推四小横纹150次。

【注意】既要注意保暖，又不能穿太多；既要避风寒，又要适当给予寒凉刺激，以利于机体防御系统的逐步完善，形成良性循环。

【病案】

女，4.5岁，反复呼吸道感染1年。

症见：患儿形体偏瘦小，经常容易感冒、咳嗽、打喷嚏，几乎每月都要发作一次，遇风受凉或每次吃得太多容易诱发或加重病情，每次咳嗽持续时间比较长，不容易治愈，反反复复持续一年余，平时比较容易出汗，汗出以头面为主，饮水量少，时口干，纳可，夜眠可，大便正常，每天1次，舌淡红，苔白微腻，脉濡，皮肤偏干。

患儿有蚕豆病史，否认其他疾病及药物、食物过敏史。

诊断：反复呼吸道感染。

处方：清肺平肝150次，分手阴阳300次，逆运内八卦500次，清胃300次，补脾经300次，推四小横纹150次，揉一窝风300次，揉二马及掌小横纹300次，清板门500次，分腹阴阳50次，捏脊10次。

以上处方在治疗的过程中，根据患儿的变化情况稍有调整。

随访：治疗4次后，患儿的咳嗽、打喷嚏症状消失，但仍容易汗出。因为患儿平素容易感冒、咳嗽，抵抗力较弱，需要再坚持巩固治疗3个月才能达到明显的效果，患儿家属比较配合，每周坚持来推拿2次。治疗3个月后，患儿的体质明显好转，期间仅发生过一次咳嗽，且症状较轻微，与治疗前相比，咳嗽次数明显减少。后因为患儿同时伴有遗尿、近视等问题，要求继续巩固治疗。

从首次就诊以来，患儿治疗时间近2年，每周坚持2次推拿，后期的治疗主要是针对近视和遗尿的问题配合易感儿的预防保健治疗。这2年来，患儿发生过2~3次咳嗽、1次发烧伴咳嗽，发烧、咳嗽的恢复时间较治疗前明显缩短，患儿的抵抗力较前明显增强，受风受寒后也没那么容易生病了，治疗后也不尿床了。

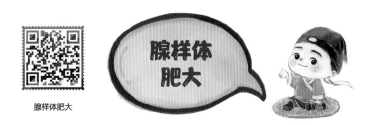

腺样体肥大

【常见症状】检查可见腺样体肥大、睡觉张口呼吸或打鼾、听力减退、阵发性咳嗽等。

【治疗原则】化痰、理气、活血化瘀。

【推拿处方】

主穴：开天门150次，推坎宫150次，揉太阳300次，揉耳后高骨

150次，逆运内八卦300次，清肺平肝150次，推四小横纹150次，揉二马及掌小横纹150次。

配穴：分手阴阳150次，清胃150次，顺揉一窝风150次，揉板门300次，捏脊3～10次。

【注意】虚者补肺经、补脾经，寒者加推三关、揉外劳宫，热者加清天河水、挤捏大椎出痧、揉涌泉。平时应及时处理感冒症状。

【病案】

男，4岁，鼻鼾、张嘴呼吸1年。

症见：容易反复感冒，张嘴呼吸，夜寐欠安稳，打鼾，挑食，口臭，大便偏硬。

诊断：腺样体肥大（阻塞4/5）。

处方：分手阴阳350次，逆运内八卦600次，推四小横纹300次，清肺平肝150次，顺揉一窝风350次，揉二马及掌小横纹350次，揉板门500次，捏脊3～10次。多次治疗，为期2个月。

随访：家长坚持推拿治疗，且期间没有使用任何其他与缓解这类症状有关的中西药物。

2个月后复查腺样体：阻塞1/2～2/3，近2个月没有出现过感冒，且已无张口呼吸、鼻鼾、口臭及大便偏硬等症状。

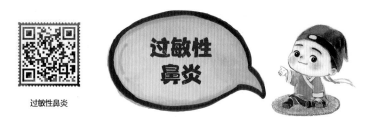

过敏性鼻炎

【常见症状】反复鼻塞、打喷嚏、流清涕或浓涕，可见青紫色眼圈，少数伴头痛、耳痛等。

【治疗原则】清利头目，通鼻窍。

【推拿处方】

主穴：开天门150次，推坎宫150次，揉太阳150次，揉耳后高骨150次，分手阴阳150次，揉迎香150次，清肺150次，顺揉一窝风150次，擦风门及肺俞至局部热，捏脊3～10次。

配穴：逆运内八卦300次，清脾150次，清胃150次，补脾200次，揉二马150次，揉板门300次。

【注意】寒者加推三关、揉外劳宫；热者加清天河水、退六腑；虚者改用补肺经，加补肾经；气滞者加揉鱼际、揉合谷。

【病案】

女，6岁，鼻塞流涕伴咳嗽15天。

症见：鼻塞，流清涕，鼻痒、眼睛痒，晨起及入睡时咳嗽较多，夜间偶有阵发性咳嗽，双下眼睑可见轻度淡黑色眼晕，胃口一般，入睡较慢，偶有说梦话和磨牙，大便先干后软，舌淡红，苔白、微腻，脉浮弦。

诊断：鼻鼽（肝脾不和）。

处方：开天门150次，推坎宫150次，揉太阳150次，揉耳后高骨150次，揉迎香200次，推下天柱骨150次，揉合谷100次，逆运内八卦300次，清肺平肝300次，清脾胃经200次，揉一窝风及外劳宫150次，揉外关200次，逆揉小天心150次，捣小天心50次，揉板门200次，逆揉太冲72次，逆揉足临泣72次，捏脊6次，推脊18次。每天推拿1次。

随访：推拿3次，家长反馈鼻部症状好转，咳嗽减少，无说梦话及磨牙，去逆揉太冲、足临泣，继续推拿4次，鼻部症状基本消失，无咳嗽，胃口可，入睡尚可，大便正常。后间断辨证推拿，1个月后随访，家长反馈孩子除入睡偶有较慢外，其他基本正常，黑眼圈也不见了。

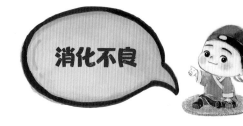

消化不良

【常见症状】身形偏瘦，体重偏轻，时间长了可导致身高、体重不达标，面色偏黄。

【治疗原则】健脾和胃，消食化积。

【推拿处方】

　　主穴：逆运内八卦500次，清胃150次，清脾150次，补脾200次，清大肠150次，揉足三里150次，捏脊3～10次。

　　配穴：顺揉外劳宫150次，揉板门300次。

【注意】如小儿近日大便次数多或有腹泻，则先顺运内八卦，再适当加强补脾经；大便不通者，加揉中脘、天枢、膊阳池；虚者加推三关、揉中脘、揉脾俞。

【病案】

　　男，4岁，胃纳差1年余。

　　症见：胃口不佳一年余，不思饮食，即使是零食，也只吃一口就不吃了，喜喝冷水，身高、体重不如正常儿童，睡眠不安稳，容易出汗和惊醒，大便可、偏干，偶有咳嗽，山根青筋明显，舌淡红，苔薄黄，脉滑数。曾多次至中西医院儿科就诊，服用多种中西药（包括五维葡钙口服液、赖氨肌醇维B$_{12}$口服溶液、复方谷氨酰胺颗粒、复合凝乳酶、布拉氏酵母菌、赖氨葡锌颗粒、枸橼酸苹果酸钙片、维生素D滴剂、葡萄糖酸钙锌铁、开胃健脾饮、健儿清解液等等）、中药汤剂治疗及中药穴位贴敷治疗，治疗后胃口时好时坏，一段时间后又出现厌食症状。

诊断：胃肠功能紊乱、消化不良（食积化热）。

处方：逆运内八卦400次，清胃500次，清脾300次，补脾150次，清大肠300次，顺揉外劳宫200次，逆揉小天心200次，捣小天心100次，揉二马300次，揉板门300次，推三关100次，退六腑200次，分腹阴阳30次，摩腹200次，揉足三里200次，捏脊6次，推脊18次。医生推拿3次，指导家长在家间断推拿。

二诊：一周后复诊。进食改善，自己能吃一些，剩下的仍需要喂，口气重，睡眠磨牙，口干，大便黏腻，小便正常，舌淡红，苔白腻，脉弦滑。

处方：逆运内八卦500次，清补脾300次，清大肠500次，掐揉四横纹10次，清小肠500次，逆揉小天心300次，揉板门300次，推三关200次，退六腑200次，分腹阴阳30次，推下七节骨200次，揉太冲、行间、内庭各72次。医生推拿3次，指导家长在家间断推拿。

三诊：半个月后复诊，胃口好转，进食较前增多，自己吃一半，家长喂一半，喝温水，睡眠可，大便可，山根仍见青筋，舌淡红，苔后部厚腻，脉滑。

处方：逆运内八卦400次，清补脾200次，掐揉四横纹10次，顺揉外劳宫200次，捣小天心200次，揉板门300次，推三关200次，退六腑100次，补肾经200次，分腹阴阳40次，摩腹200次，揉足三里200次，捏脊6次。医生推拿3次，指导家长在家间断推拿。后未再来就诊。

随访：1个月后随访，家长反馈孩子胃口不错，较治疗前胃口增加七成左右，孩子脸色也好了很多。

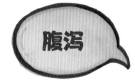

腹泻

【常见症状】夏秋季多见，有饮食不洁、不节制或外感病史。大便次数增多，每天3~5次，甚至更多，粪便颜色淡黄、黄绿色或褐色，可呈蛋花样或水样，可有黏液、奶瓣或不消化物。

【治疗原则】运脾化湿，调中止泻。

【推拿处方】

主穴：摩腹300次，揉脐300次，揉龟尾300次，推七节骨300次。

配穴：顺运内八卦500次，揉板门300次，清小肠300次，清补大肠300次。

【注意】湿热性腹泻时，应以清为主（清多补少），多加强清大肠、推下七节骨、揉龟尾、顺摩腹；虚寒腹泻用推上七节骨、加揉外劳宫、逆摩腹、推三关；饮食原因导致腹泻者，加强清胃、揉板门、揉龟尾、清大肠。

【病案】

女，40天，大便次数增多1个月。

症见：大便频次多，每次量少，蛋花样，伴腹胀、矢气。夜间哭闹，不易入睡，甚至整晚不睡，生长发育状况欠佳。曾多次到各大综合性医院或儿童专科医院诊治，用过一些内服或外用的西药及中成药，效果欠佳。

诊断：腹泻（脾虚型）。

处方：顺运内八卦500次、补脾200次、逆时针摩腹2分钟。共治疗3次。

随访：做完第一次治疗后婴儿就入睡了，家长称这种情况"非常难得"，治疗后大便频次减少为每天2次，性状亦有好转。第二次治疗的当晚，孩子排了比较多的稠便，之后即安然入睡。第三天以后孩子的大便情况基本恢复正常。之后的1个月随访，孩子的生长发育均恢复正常，亦没有再出现腹泻的情况。

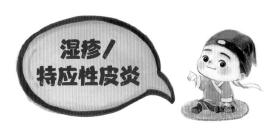

湿疹/特应性皮炎

【常见症状】皮肤见丘疹/红斑/水疱，渗出，鳞屑及痂皮，瘙痒，烦躁不安，夜间哭闹，常见于头面部，愈后无瘢痕，可有色素沉着。

【治疗原则】调和脾胃，滋阴降火，疏风消疹。

【推拿处方】

主穴：分手阴阳300次，清肺平肝300次，分腹阴阳30次，揉二马300次，清板门400次，揉曲池200次，拿血海200次，揉涌泉300次。

配穴：开天门150次，推坎宫150次，揉太阳150次，揉耳后高骨150次，逆运内八卦400次，清天河水200次，推四横纹300次。

【注意】发作期治疗偏重于清热，用清天河水、揉内劳宫、清胃等；缓解期治疗偏重于健脾，用清补脾经、揉脾俞、捏脊。

【病案】

男，20多天，面部红色斑丘疹1天。

症见：面部红色斑丘样疹，色深，部分地方密集成片，以面颊部为主。

诊断：湿疹（湿热证）。

处理：清天河水300次，清肺平肝300次，揉涌泉两侧各300次。治疗3天，每天1次。

随访：治疗3次后，患儿脸部的斑疹全部消退。其间未用过任何其他的内服或外用药物。

 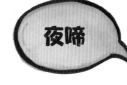 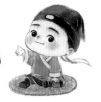

夜啼

【常见症状】白天正常，夜睡时啼哭，甚至通宵啼哭，反复出现，未发现其他原因。

【治疗原则】安神定惊。

【推拿处方】

主穴：捣小天心600次，掐五指节5～15次，摩囟门2分钟。

配穴：清肝经300次，逆运内八卦300次。

【注意】脾寒者，加补脾经、推三关、揉中脘等；心火者，加清天河水、揉内劳宫、清小肠；伤食者，加清补脾经、揉中脘、推下七节骨；受惊吓者，加强清肝经，清天河水。

【病案】

男，7月龄，睡眠减少伴夜间哭闹12天。

症见：近期总体睡眠时间较前明显减少，每天睡眠时间10小时左右，夜间容易惊惕醒伴哭闹，胃口较前差，每天除母乳外，还喝两次奶粉，每次喝奶都会出较多汗，面部两侧、颈部周围及四肢末端见少许红色皮疹，瘙痒，大便先干后烂，酸臭味较重，舌偏红，苔腻微黄，食指络脉淡紫显于气关。

诊断：夜啼，浸淫疮（湿疹）（食积内热）。

处方：开天门36次，推坎宫36次，揉太阳36次，揉耳后高骨36次，摩囟门100次，逆运内八卦200次，清胃300次，清脾100次，清大肠100次，清肺平肝150次，清天河水100次，逆揉小天心150次、捣小天心100下，揉二马200次，揉板门100次，揉足三里100次，揉涌泉200次，每天推拿一次。同时嘱家长近期适当减少喂养量，待症状解决后再逐渐恢复原有喂养量。

随访：推拿2次后，患儿睡眠时间增多，夜间惊醒哭闹次数减少，胃口变化不大，大便仍有较重酸臭味；随方加减穴位推拿5次后，家长反馈孩子睡眠总体改善明显，夜间较少哭闹，哺乳时间和哺乳总量有所增加，皮疹部分消退，大便偶有酸臭味；续推3次后，患儿睡眠安稳，胃口偶有不佳，但基本恢复正常，皮疹已消退。

附：常用小儿推拿手法

头颈部穴位推拿手法

1. 揉太阳

【推拿部位】眉梢与目外眦延长线交界点向后约1寸凹陷处。

【操作方法】操作者双手中指或食指置于孩子左右两侧穴位处，做顺时针或逆时针的揉动。

【注意事项】此操作容易做成一侧顺时针揉、一侧逆时针揉，如果操作者两手无法协调同时进行操作，可以先按摩完一侧的穴位，再按另外一侧。操作频率：每分钟100～150次。

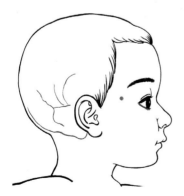

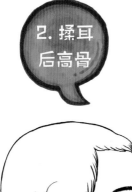

**2. 揉耳
后高骨**

【推拿部位】耳后发际，乳突后缘高
　　　　　骨下凹陷处。

【操作方法】操作者双手中指或食
　　　　　指置于孩子左右两侧
　　　　　穴位处，做无顺逆方
　　　　　向的揉动。

【注意事项】穴位虽然名叫耳后高
　　　　　骨，但实际的位置是在
　　　　　耳后高骨的后下方凹陷
　　　　　处，取穴时一定要找到
　　　　　凹陷。操作频率：每分
　　　　　钟100～150次。

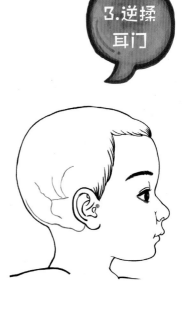

**3.逆揉
耳门**

【推拿部位】在面颊部，当耳屏上切迹
　　　　　的前方，下颌骨髁状突后
　　　　　缘，张口有凹陷处。

【操作方法】操作者双手中指指腹置于
　　　　　左右两侧穴位处，做逆时
　　　　　针的揉动。

【注意事项】此操作容易做成一侧顺时
　　　　　针揉、一侧逆时针揉，如
　　　　　果操作者两手无法协调同
　　　　　时进行操作，可以先按摩
　　　　　完一侧的穴位，再按摩另
　　　　　外一侧。操作频率：每分
　　　　　钟100～150次。

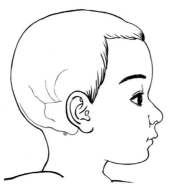

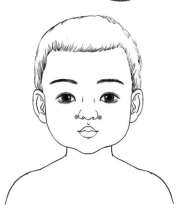

4.
揉迎香

【推拿部位】在面部，鼻翼外缘中点旁开0.5寸，鼻唇沟凹陷中。

【操作方法】操作者右手中指与食指指腹置于鼻子两侧的穴位上，做无顺逆方向的揉动。

【注意事项】操作应以局部有酸胀感为宜，操作频率：每分钟100～150次。

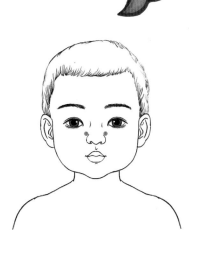

5.
揉鼻通

【推拿部位】在面部，鼻翼软骨与鼻甲的交界处，近鼻唇沟上端处。

【操作方法】操作者右手中指与食指指腹置于鼻子两侧的穴位上，做无顺逆方向的揉动。

【注意事项】鼻通穴位于迎香穴的上方，故又称上迎香穴，取穴时应注意与迎香穴区分，以防混淆，操作频率：每分钟100～150次。

6.
揉风池

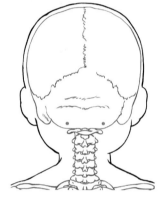

【推拿部位】颈后，平后发际，胸锁乳突肌与斜方肌之间凹陷处。

【操作方法】操作者右手拇指与食指指腹置于颈后两侧的穴位上，做无顺逆方向的揉动。

【注意事项】操作时需用左手手掌扶住孩子额头，以防孩子因按压颈后的穴位而向前摔倒。操作频率：每分钟100～150次。

7. 推下天柱骨

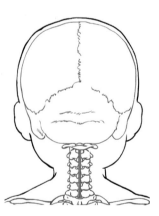

【推拿部位】颈后发际正中至大椎穴成一直线。

【操作方法】用食指与中指指腹自后发际正中向下推至大椎穴。

【注意事项】天柱骨为线性穴位，操作时应注意以指腹接触，以免接触面积过大，需以直线推下，速度宜快，操作频率：每分钟150～250次。

胸腹背部穴位推拿手法

8.
擦风门

【推拿部位】在背部，第二胸椎棘突下旁开
1.5寸，左右各一。

【操作方法】让孩子平坐或俯卧，暴露上背
部，操作者四指并拢，整个手
掌面平贴于穴位处，做与孩子
脊柱方向垂直的来回快速直线
运动。

【注意事项】擦风门常与擦肺俞同时操作，
操作全过程手掌需紧贴皮肤，
做到既轻柔又快速，要擦热局
部皮肤及皮下组织，但千万不
能擦破皮肤。介质的用量可适
当增加，操作频率：每分钟
150～250次。

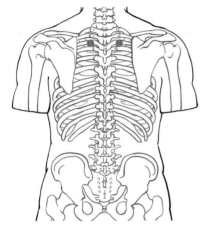

【推拿部位】在背部，第三胸椎棘突下旁开
1.5寸，左右各一。

【操作方法】操作者双手拇指或单手的食、
中二指分别置于脊柱两侧的穴
位上做顺时针的揉动。

【注意事项】定位时应先找到大椎穴，大椎
穴在人体最后一节颈椎棘突下
方凹陷中，即低头时脖颈部最
高的隆起处的下方凹陷，自
此凹陷再往下数三个棘突下方
凹陷即为肺俞穴所在平面。
肩胛内侧缘至后正中线的距
离为3寸，3寸的一半就是1.5
寸。注意两侧都是顺时针方向
揉，而不是一侧顺时针、一侧
逆时针。操作频率：每分钟
100～120次。

9.
揉肺俞

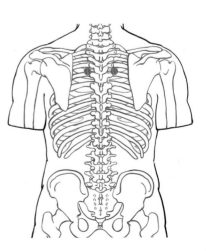

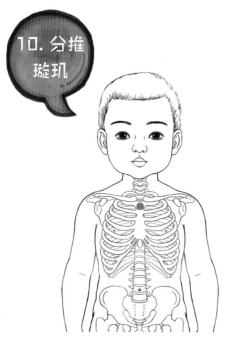

10. 分推璇玑

【推拿部位】在胸部，当前正中线上，胸骨上窝中央下1寸（即天突下1寸）。

【操作方法】双手自璇玑穴分别向两侧分推至超过锁骨中线。

【注意事项】该操作类似于分推手阴阳的操作，由一个中点向两边分推，需注意两手操作时要力道均匀、频率一致。操作频率：每分钟150～250次。

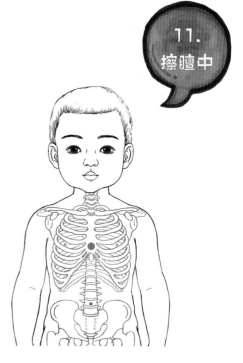

11. 擦膻中

【推拿部位】胸骨正中，两乳头连线中点。

【操作方法】让孩子平坐或仰卧，暴露胸部，操作者四指并拢，整个手掌面平贴于穴位处，做与孩子身高方向垂直的来回快速直线运动。

【注意事项】注意保暖，操作全过程手掌需紧贴皮肤，做到既轻柔又快速，要擦热局部皮肤及皮下组织，但千万不能擦破皮肤。介质的用量可适当增加。操作频率：每分钟150～250次。

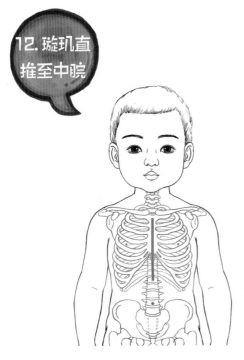

12. 璇玑直推至中脘

【推拿部位】璇玑穴在胸部，当前正中线上，胸骨上窝中央下1寸（即天突下1寸）。中脘穴，在上腹部，前正中线上，当脐中上4寸。

【操作方法】操作者右手食、中二指并拢，自璇玑穴至中脘穴做直推法。

【注意事项】注意操作轨迹必须是直线，不可歪曲，操作手法力度不宜过重，以免造成孩子恶心、反胃等不适感。操作频率：每分钟150~200次。

13. 揉天枢

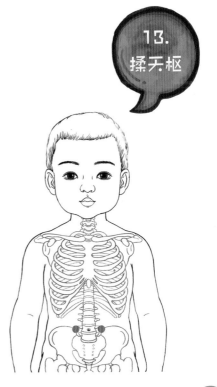

【推拿部位】在腹部，脐旁2寸。

【操作方法】操作者双手的拇指分别置于肚脐两旁的穴位上，亦可以一只手的食、中二指分别置于两侧穴位上，做无顺逆方向的揉动。

【注意事项】双手操作还是单手操作取决于孩子的身材，如果孩子年龄尚小，则可单手操作。锁骨中线至前正中线为4寸，4寸的一半即为2寸。对于尚未发育完全的孩子而言，他们的乳头正好位于锁骨中线上，故可直接以乳头至前正中线的距离为4寸进行取穴。揉的时候要稍用力下压，刺激到肌肉层效果会更好。操作频率：每分钟100~120次。

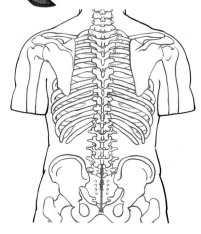

14. 推下七节骨

【推拿部位】在腰背部，第四腰椎至尾椎骨端成一直线。

【操作方法】可用双手拇指自第四腰椎棘突至龟尾穴交替做直推法，也可用单手的食、中二指自第四腰椎棘突直推至龟尾穴。

【注意事项】操作的轨迹需是一条直线，不可歪曲。操作频率：每分钟150~250次。

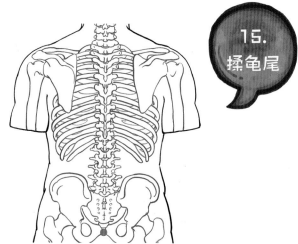

15. 揉龟尾

【推拿部位】在腰背部，尾骨骨端。

【操作方法】以右手中指或拇指置于穴位处，做无顺逆方向的揉动。

【注意事项】操作频率：每分钟100~150次。

16 推脊

【推拿部位】在背部，后背正中线大椎至龟尾成一条直线。

【操作方法】孩子平趴，暴露整个背部，操作者以右手食指、中指指腹自大椎穴沿着棘突向下推至龟尾。

【注意事项】与捏脊不同，推脊的操作方向是从上往下的，操作时应注意使用介质，以免损伤孩子皮肤，因该操作主要的功效为退热，故可用清水作为介质，以加强退热之力，操作频率：每分钟120~200次。

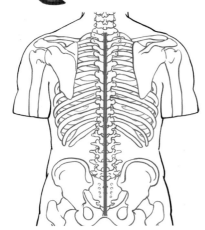

上肢部穴位推拿手法

17. 清天河水

【推拿部位】在前臂，前臂内侧正中，腕横纹中点至肘横纹中点成一条直线。

【操作方法】操作者左手握住孩子的左手，暴露其前臂，用右手的食、中二指或食、中、无名三指指腹从手腕横纹中点轻快地推向手肘横纹中点（与取天河水相反）。

【注意事项】操作的轨迹必须是一条直线，不能歪曲，更不能变成一个平面。这里有个省力的技巧，可以将孩子的肘关节微屈，使操作的时候孩子的肘关节低于腕关节水平，这样操作更容易。操作频率：每分钟200~250次。

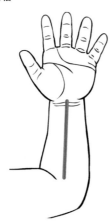

18.
退六腑

【推拿部位】在前臂，肘横纹尺侧端至腕横纹尺侧端成一条直线。

【操作方法】操作者左手握住孩子的左手，暴露其前臂，用右手的食、中二指指腹或食、中、无名三指指腹从手肘横纹的尺侧端轻快地推向手腕横纹尺侧端。

【注意事项】操作方向是由手肘推至手腕，故该操作又称为退下六腑，在小儿推拿操作中，六腑穴仅此一种操作方向。操作的轨迹必须是一条直线，不能歪曲，操作频率：每分钟200～250次。

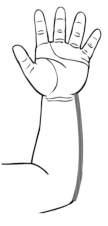

19.
清胃经

【推拿部位】在手掌面，大鱼际桡侧赤白肉际，由掌根至拇指指根成一条直线。

【操作方法】操作者左手握住孩子的左手，暴露其大鱼际肌桡侧缘赤白肉际处，以右手食、中二指指腹或食、中、无名三指指腹自腕横纹桡侧推至大拇指根部。

【注意事项】因该手法为清法，故操作时力道可稍重些，但是要注意重而不滞，仍然要保证操作频率在每分钟150～250次。

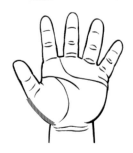

20.
清脾经

【推拿部位】在手掌，大拇指桡侧指根
　　　　　　到指尖。

【操作方法】操作者左手握住孩子的左
　　　　　　手，暴露其大拇指的桡侧
　　　　　　缘，用右手的食、中二指
　　　　　　或食、中、无名三指自拇
　　　　　　指指根至指尖做单方向的
　　　　　　推法。

【注意事项】操作要到位，需推至指
　　　　　　尖。操作频率：每分钟
　　　　　　150～250次。

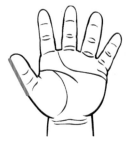

21.
补肺经

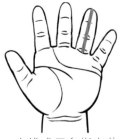

【推拿部位】在手掌，无名指指根至指尖成一直线或无名指末节螺纹面。

【操作方法】让孩子左手掌心朝上，操作者用左手将其固定，暴露无名指，用
　　　　　　右手拇指桡侧面自孩子无名指指尖单方向推至指根。

【注意事项】操作时可以用左手的拇、食二指捏住孩子左手无名指的两侧固
　　　　　　定，再以左手的其余四指在孩子左手掌面的合适位置找支点，以
　　　　　　拇指在孩子无名指上做自指尖至指根的单方向操作。操作频率：
　　　　　　每分钟150～200次。

22. 清补大肠

【推拿部位】在手部，食指桡侧缘，指尖至虎口成一条直线。

【操作方法】操作者左手虎口插入孩子左手的食、中二指间，用拇指压扣住孩子的拇指，固定并充分露出孩子食指桡侧缘，用右手的食、中二指在虎口与指尖做来回的推法。

【注意事项】穴位的操作需从虎口开始，而非食指指根，推到指尖时注意力度要均匀地到达指尖，不要在到指尖之前就提前折返推回虎口。操作频率：每分钟150～250次。

23. 逆揉合谷

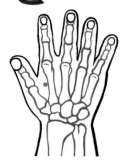

【推拿部位】在手背，第一、二掌骨间，当第二掌骨桡侧的中点。

【操作方法】用双手拇指按压穴位，做逆时针的揉动。

【注意事项】此穴的取法有多种，以第二掌骨桡侧中点定位，且操作时向骨面方向按压可获得较强的穴位刺激。操作频率：每分钟100～150次。

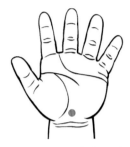
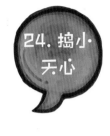

24. 捣小天心

【推拿部位】在掌心，位于大、小鱼际交界处凹陷中。

【操作方法】操作者左手握住孩子的左手，暴露小天心，用右手中指的第二指骨尺侧缘做捣法。

【注意事项】操作者可将自己右手拇指的指端顶住孩子右手中指的第二指骨，使其余四指自然蜷缩，露出右手中指的第二指骨尺侧缘，以此部位进行捣法操作，接触面大，孩子的感觉舒适度较好。另外需要注意的是捣法操作需要手腕放松，要有一定的弹力感，腕部不可紧张以致操作过于死板。操作频率：每分钟60~80次。

下肢部穴位推拿手法

25. 揉太冲

【推拿部位】在足背侧，第一、二跖骨结合部之前凹陷处。

【操作方法】操作者双手拇指或中指指腹置于患儿双侧穴位上，做逆时针揉动。

【注意事项】此穴是在骨缝凹陷中，故需避免单纯地在皮肤上操作。按揉时，孩子的酸痛感可能会较明显，表现为不配合，此时可稍减轻力度，等孩子适应后再逐渐加力。操作频率：每分钟100~150次。

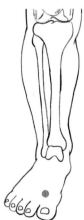

第四部分

妈妈们常问的
那些事儿

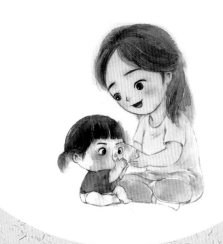

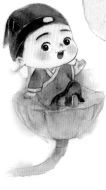

孩子鼻塞、流鼻涕怎么办？

答：孩子鼻塞、流鼻涕是常见症状，这往往代表孩子要感冒了或已经感冒了，我们可以给孩子用"四大手法"（开天门、推坎宫、揉太阳、揉耳后高骨）做头面部按摩，还可以揉风池、揉迎香、擦肺俞等，以祛风散寒、开窍通鼻。

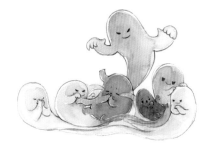

孩子突然发烧怎么办？

答：发烧的原因有很多种，常见的有感冒、病原体感染、注射疫苗、饮食过度、变蒸（生长发育）等。此时我们可以用"四大手法"、清天河水、打马过天河、退六腑、推脊这些推拿手法给孩子进行退热。如自行处理效果不好，且孩子状态不佳，建议去医院就诊。

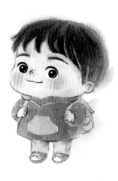

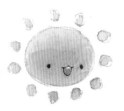

孩子很容易出大汗
怎么办？

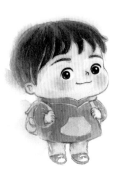

答：容易出大汗的孩子往往存在两个问题：一是有内热，二是表气虚。现在很多孩子这两种情况都有，这时我们可以给孩子做一做逆运内八卦、清胃、清大肠、补肺气、揉肺俞。

孩子经常便秘
怎么办？

答：孩子经常便秘，首先要注意饮食是否得当，是否做到了以下几点：①正餐不吃过饱；②不乱吃零食；③20点之后不进食（包括奶），对于月龄尚小的孩子，建议睡前最后一餐奶应与入睡时间间隔1小时以上。在对上述三点做出调整之后可以配合以下推拿手法：逆运内八卦、清补大肠、揉板门、分推璇玑、璇玑直推至中脘、揉双侧天枢、顺时针摩腹、推下天柱骨、揉龟尾。

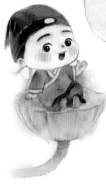

孩子吃完奶后常常会吐奶怎么办？

答：首先要看看孩子喝奶量是否合适，如果喝得太多了，就应适当减少喂养量。如果奶量是合适的，则可以做一做逆运内八卦、清胃、揉板门、顺摩腹来降胃气，同时可在喂养结束后将孩子竖立抱起轻拍背部，使喝奶时吸入的空气得以排出。

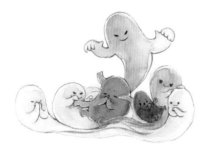

孩子清晨起床后会咳嗽一阵子，其他时间都挺正常，怎么办？

答：孩子如果其他时间不咳嗽，只有清晨刚起床的时候咳嗽，很有可能是晚上睡觉着凉了。注意孩子晚上睡觉是否盖好被子，如果在空调房间则要看看是否穿着长衣长裤，并可以配合以下推拿手法："四大手法"（开天门、推坎宫、揉太阳、揉耳后高骨）、揉一窝风、清肺平肝、逆运内八卦及擦肺俞、风门、膻中。

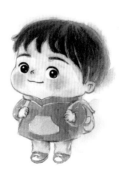

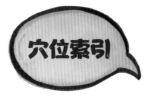

穴位索引

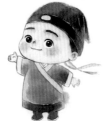

一画

一窝风/97

二画

二马/103

二扇门/87

八髎/91

三画

上三关/119

下七节骨/146

大肠/45，73，150

大椎/108

小天心/45，151

小肠/33，40

四画

丰隆/37

天门/14

天枢/145

天河水/52，147

天柱骨/142

云门/10

太冲/151

太阳/139

中府/11

中脘/98

内八卦/19，27，44，79，107

手阴阳/18，83

风门/143

风池/23，142

六腑/148

尺泽/64

五画

四小横纹/83

四横纹/41，64

外劳宫/59

六画

耳门/140

耳后高骨/140

百会/19

曲池/74

后溪/59

合谷/150

关元/92

阴陵泉/69

阳辅/15

七画

坎宫/15

足三里/28，37

足临泣/52

身柱/102

肝经/22

肝俞/32，119

龟尾/146

迎香/141

八画

板门/11，28，41，69

肾顶/113

肾经/113

肺经/82，149

肺俞/112，143

胁肋/23

肩井/98

九画

胃经/148

胆俞/6

总筋/52

十画

脊/108，147

涌泉/5，79

十二画

厥阴俞/88

脾经/64，149

脾俞/6，36

十三画

照海/68

鼻通/141

腹/33，103

腹阴阳/78

十四画

膊阳池/59

十五画

璇玑/144

十七画

膻中/144